藏書

珍藏版

黄帝内经

赵文博 主编

壹

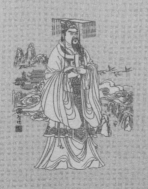

辽海出版社

图书在版编目（CIP）数据

黄帝内经：全 8 册／赵文博主编．—沈阳：辽海出版社，2016.4
ISBN 978－7－5451－3687－6

Ⅰ．①黄… Ⅱ．①赵… Ⅲ．①《内经》—普及读物
Ⅳ．①R221－49

中国版本图书馆 CIP 数据核字（2016）第 047075 号

黄帝内经

责任编辑： 柳海松　冷厚诚
责任校对： 顾　季
装帧设计： 马寄萍
出 版 者： 辽海出版社
地　　址： 沈阳市和平区十一纬路 25 号
邮政编码： 110003
电　　话： 024－23284473
E － mail： dyh550912@163. com
印 刷 者： 三河市天润建兴印务有限公司
发 行 者： 辽海出版社
开　　本： 787mm×1092mm　1/16
印　　张： 144
字　　数： 2100 千字
出版时间： 2016 年 5 月第 1 版
印刷时间： 2016 年 5 月第 1 次印刷
定　　价： 1380.00 元

《黄帝内经》编委会

目 录

《素问》语义经典释译

《素问》语义经典释译

卷第一

上古天真论篇第一

【题解】

本篇主要论述上古之人重视保精养神从而获得长寿的道理，并揭示了人类生活衰老的客观规律及养生防病与健康长寿法则。文中具体提出养生需内重精神调摄，外避反常气候，饮食有节、起居有常、劳作适度，如此即可防止早衰；同时还突出强调了肾气在人的整个生命活动中的重要作用，指出人类生、长、衰、老、寿、夭及生育功能均取决于肾气的盛衰，此乃养生之根本。

【原文】

昔在黄帝①，生而神灵②，弱而能言，幼而徇齐③，长

1

而敦敏④，成而登天⑤。乃问于天师曰：余闻上古之人，春秋⑥皆度百岁，而动作不衰；今时之人，年半百而动作皆衰者，时世异耶？人将失之耶？

岐伯对曰：上古之人，其知道者，法于阴阳，和于术数⑦，食饮有节，起居有常，不妄作劳，故能形与神俱，而尽终其天年，度百岁乃去。今时之人不然也，以酒为浆，以妄为常，醉以入房，以欲竭其精，以耗散其真，不知持满，不时御神，务快其心，逆于生乐，起居无节，故半百而衰也。

夫上古圣人之教下也，皆谓之虚邪贼风⑧，避之有时，恬虚无⑨，真气从之，精神内守，病安从来。是以志闲而少欲，心安而不惧，形劳而不倦，气从以顺，各从其欲，皆得所愿。故美其食，任其服，乐其俗，高下不相慕，其民故曰朴⑩。是以嗜欲不能劳其目，淫邪不能惑其心，愚智贤不肖不惧于物，故合于道。所以能年皆度百岁，而动作不衰者，以其德全不危⑪也。

帝曰：人年老而无子者，材力尽耶？将天数⑫然也？

岐伯曰：女子七岁⑬，肾气盛，齿更发长；二七而天癸至⑭，任脉通，太冲脉盛，月事以时下，故有子；三七，肾气平均，故真牙生而长极；四七，骨筋坚，发长极，身体盛壮；五七，阳明脉衰，面始焦，发始堕；六七，三阳脉衰于上，面皆焦，发始白；七七，任脉虚，太冲脉衰少，天癸竭，地道不通⑮，故形坏而无子也。丈夫八岁，肾气实，发长齿更；二八，肾气盛，天癸至，精气溢泻，阴阳和，故能有子；三八，肾气平均，筋骨劲强，故真牙生而长极；四八，筋骨隆盛，肌肉满壮；五八，肾气衰，发堕齿槁；六八，阳气衰竭于上，面焦，发鬓颁白；七八，肝气衰，筋不能动，天癸竭，精少，肾脏衰，形体皆极；八八，则齿发去。肾者主水⑯，受五脏六腑之精而藏之，故五脏盛乃能泻。今五脏皆衰，筋骨解堕，天癸尽矣，故发鬓白，身体重，行步不正，而无子耳。

帝曰：有其年已老而有子者，何也？

岐伯曰：此其天寿过度，气脉常通，而肾气有余也。此虽有子，男不过尽八八，女不过尽七七，而天地之精气皆竭矣。

帝曰：夫道者，年皆百数，能有子乎？

岐伯曰：夫道者，能却老而全形，身年虽寿，能生子也。

黄帝曰：余闻上古有真人⑰者，提挈天地，把握阴阳，呼吸精气，独立守神，肌肉若一，故能寿敝天地⑱，

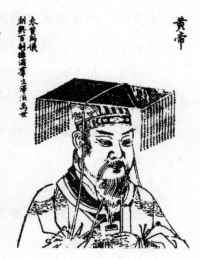

黄帝像

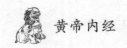

无有终时，此其道生。

中古之时，有至人者，淳德全道⑲，和于阴阳，调于四时，去世离俗⑳，积精全神，游行天地之间，视听八达之外，此盖益其寿命而强者也，亦归于真人。

其次，有圣人者，处天地之和，从八风之理㉑，适嗜欲于世俗之间，无恚嗔㉒之心，行不欲离于世，举不欲观于俗，外不劳形于事，内无思想之患，以恬愉为务，以自得为功，形体不敝，精神不散，亦可以百数。

其次，有贤人者，法则天地，象似日月㉓，辩列星辰，逆从阴阳，分别四时，将从上古，合同于道，亦可使益寿而有极时。

【注释】

①黄帝：相传为有熊国君少典之子，姓公孙，平定天下，征灭蚩尤之后，建都轩辕，故又称为轩辕黄帝。

②神灵：张介宾："聪明之至也。"是非常聪明伶俐的意思。

③徇齐：敏慧。另一说为周遍的意思，言黄帝处理事物，全面周到。

④敦敏：敦厚敏达。

⑤成而登天：到成年登天子之位。

⑥春秋：指年龄。

⑦和于术数：和，调和，此处有适当运用之意。术

数：修身养性之法，即指导引、按、吐纳等调摄精神，锻炼身体的一些方法。

⑧虚邪贼风：泛指不正常的气候变化和有害人体的外来致病因素。

⑨恬虚无：恬，安静的意思。虚无，是无杂念。恬虚无，即安闲清静，没有一切杂念。

⑩朴：质朴、淳朴的意思。

⑪德全不危：养生之道有得于心谓之"德"。全面实行养生之道，即"德全"。不危，不致于受衰老之危害。

⑫天数：即自然所赋的寿数。

⑬七岁、余岁：是古人根据男女两性发育过程的差异所总结出来的约数。

⑭天癸至：天癸是肾精中具有促进生殖机能作用的一种物质。至，极也，有充盛、发挥作用之意。

⑮地道不通：月经停止来潮的意思。

⑯主水：此指肾脏藏精的功能。

⑰真人：能够掌握天地阴阳变化规律，善于保全精气神的养生水平最高的一种人。其次是"至人"，再次是"圣人"、"贤人"，这是古代对不同养生水平的人的大致区分。

⑱寿敝天地：意为与天地同寿。是形容真人的寿命最长。王冰："敝，尽也。"

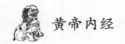

⑲淳德全道：是言至人思想境界高，养生之道全。

⑳去世离俗：言至人能避开世俗习气的干扰。

㉑处天地之和，从八风之理：八风，指东、西、南、北、东南、西南、东北、西北八个方位的风。意为安处天地之和气，顺从八风之规律，即能够顺应各种气候变化。

㉒恚嗔：即恼怒、怨恨。

㉓象似日月：仿效日月运行的规律。

【语译】

上古时代的黄帝，一生下来就聪慧无比，年龄很小时就擅长言辞，幼年时就具备很强的领悟能力，长大后，笃实敏捷，成年时，登上了天子的宝座。

黄帝问岐伯：我听说上古时代的人们，都能年过百岁而动作却毫不衰弱；现在的人，年龄刚达到或超过五十岁，动作就显得衰老而没有力气了，这是时代不同所致，还是现在的人们不懂养生所致呢？

岐伯回答说：上古时候的人，会养生的能够按照自然界的变化规律而起居生活，并加以适应、调和，以使之趋于正确。饮食有节制，作息有规律，不过度操劳，也不过度行房事，所以他们的形体和神气都很旺盛，相互协调统一，便能够活到人类自然寿命的期限，超过一百岁才辞世。

现在的人就不同了，他们把酒当成水般豪饮而没有节制，把不正常的生活习惯当成正常的，醉酒后行房事，过分放纵情欲，使阴精衰绝，真气耗损，不懂得保持精气强盛，不善于调养精神，为图内心快活，而违背生活规律来取乐，因此到五十岁就开始衰老了。

古时候真正通晓养生之道的人在教诲普通人时，一定会说到要及时躲避虚邪贼风等致病因素，保持内心的平静，排除一切杂念，使真气通畅，精神不外泻，如此病患就不会发生。

所以说，人们可以心志清净安闲，少私寡欲，心情平和而不忧虑，形体辛劳而不倦怠，使体内的真气和顺，每个人顺着自己的心思，都能达到满意。

人们吃任何食物都感觉甜美，穿着任何服饰都感到舒服，喜欢自己的风俗习惯，不论社会地位高或低，都互不艳羡嫉妒，这些人可以说质朴而不浮华。

所以，一切不正当的嗜欲都不能干扰他们的视听，一切乖谬不正的事都不能迷惑他们的心性。不论是智者、贤者，还是愚者、卑下者，都不会因为外物而费心忧虑，这合于养生之道。他们之所以能年过百旬，动作还不显衰老，就是因为领悟和掌握了修身养性的方法，身体不被内邪外邪所侵犯。

黄帝说：人年老之后就无法再生育，这是精力枯竭所致，还是因受限于自然规律所致？

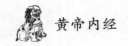

岐伯说：女子七岁时，肾气就开始旺盛，牙齿更换，头发生长旺盛。

到十四岁时，能促进生殖机能的物质天癸开始成熟，任脉顺畅，冲脉旺盛，月经按时来潮，因而具有了生育能力。

二十一岁时，肾气平和充盈，智齿长出，牙齿长齐了。

二十八岁时，筋骨强劲，头发的生长也达到最旺盛的时段，这时身体最健壮。

三十五岁时，阳明经脉的气血逐渐衰竭，面容开始枯槁，头发开始脱落。

四十二岁时，三阳经脉气血衰竭，面容完全枯槁，头发逐渐变白。

四十九岁时，任脉气血衰弱，冲脉的气血也虚弱了，天癸干枯，月经断绝，因此形体衰弱，丧失生育能力。

男子八岁时，肾气充实，头发开始浓密，也已更换牙齿。

十六岁时，肾气开始旺盛起来，天癸开始成熟，精气充盈，两性相交，就可以生儿育女。

二十四岁时，肾气平和充盈，筋骨强劲，智齿长出，牙齿长齐。

三十二岁时，筋骨丰隆强健，肌肉也饱满壮实。

四十岁时，肾气衰弱，开始掉发，牙齿也开始衰落。

四十八岁时，人体上部阳明经气渐渐衰绝，面部枯槁，两鬓开始变白。

五十六岁时，肝气衰弱，筋脉迟滞，天癸干枯，精气减少，肾脏衰弱，精神形体均衰老。

六十四岁时，牙齿和头发都已脱落。

肾脏具有调节水液的功能，禀受并储藏其他脏腑的精气，因此五脏功能旺盛，肾脏才能有精气排泄。

男子年老后，五脏的功能都会衰退，筋骨衰疲无力，天癸枯竭，所以会头发苍白，身体沉重，脚步不稳，也无法生儿育女了。

黄帝说：有的人年纪已经很老了，却仍然能生育子女，这是为什么呢？

岐伯说：这是因为他天赋的精力强于常人，气血经脉畅通，肾气有余。这样的人虽然可以生育，但是就通常而言，男子不超过六十四岁，女子不超过四十九岁时，精气就干枯了。

黄帝说：通晓养生之道的人，年龄达到一百岁左右时，还可以生育吗？

岐伯说：通晓养生之道的人，能预防衰老并保持形体，所以尽管年事已高，也仍然可以生育。

黄帝说：我听说上古时代有被称为真人的人，他们洞

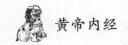
悉自然界的规律，掌握着天地阴阳变化的机理，能吐故纳新以调摄精气，超然独处以保持精神内守，使筋骨肌肉跟精神达到完好的统一，因此能与天地同寿，永无终结，这是他修身养性的结果。

中古时代，有被称为至人的人，他们道德敦厚，通晓养生之道，能顺应阴阳四时变化，远离世俗纷扰，养精蓄锐，悠游于广大的天地中，视听直达八方之外。用这种方法增益寿命、强身健体，此类人也可以列入真人之列。

其次有被称为圣人的人，他们能在天地之中安适地生活，遵从八风的活动规律，使自己的嗜好和欲望适应世俗社会，没有愤怒埋怨的情绪，行为不背离世俗的一般要求，穿只有普通纹彩的衣服，行为举止也不受世俗牵制，外不使形体因为事务而疲劳，内不使思想上背负过重的负担，力求安逸、快乐，以安然自得为满足，所以他们的形体不容易衰疲，精神不容易耗损，寿命也能达到一百岁左右。

其次还有被称为贤人的人，他们以天地的变化为法则，观察日月的运行，分辨星辰的位置，顺从阴阳的消长，适应四季气候的变化，追随上古真人，力求使生活符合养生之道，这样做的人也能延长寿命，但有一定的限度。

四气调神大论篇第二

【题解】

本篇主要讲春夏秋冬四季养生的注意事项。四时阴阳是万物的根本，人体要保持健康，必须使体内阴阳二气保持平衡，否则无论是阴盛阳衰，还是阳盛阴衰都会导致疾病。因而养生保健的方法应随季节的变化而变化，比如春夏二季要早起晚睡，秋季要早起早睡，冬季要晚起早睡等，使少阴、少阳、太阴、太阳之气依时而生、长、收、藏，使体内阴阳二气保持平衡，这样身体就自然会健康。此外，文中还提出了"不治已病治未病"的预防保健思想，而这一思想即使到今天，也具有实际的参考价值。

【原文】

春三月，此谓发陈①，天地俱生，万物以荣，夜卧早起，广步于庭，被发缓形②，以使志生③，生而勿杀，予而勿夺，赏而勿罚，此春气之应，养生之道④也。逆之则伤肝，夏为寒变，奉长者少⑤。

【注释】

①发陈：推陈出新的意思。《类经》一卷第四注："发，启也。陈，故也。春阳上升，发育庶物，启故从新，

11

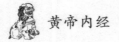

故曰发陈。"

②被发缓形：披散
开头发，解开衣带，舒
缓形体。古人平时头发
束起，衣服也用带子系
紧，为了适应春生之气，
而披开束发，舒松衣带。
被，与"披"同。

③以使志生：指通
过调摄精神，保持情志
舒发、愉快，以适应春
生之气。

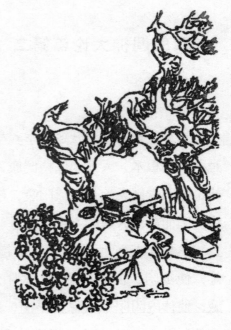

④养生之道：这是总结上文的调神方法，强调这些方
法是保养春生之气的规范。⑤逆之则伤肝，夏为寒变，奉
长者少：《素问经注节解》注："奉者，自下而上，从此
达彼之辞。天地之气，生发于春，长养于夏，收敛于秋，
归藏于冬，缺一不可，倒置不可。冬之藏，秋所奉也；秋
之收，夏所奉也；夏之长，春所奉也；春之生，冬所奉
也。苟不能应春，而反逆其生发之气，至夏自违其融和之
气，是所奉者少也。"按：此谓春生以冬藏为条件，冬藏
以秋收为条件，秋收以夏长为条件，夏长以春生为条件。
若春天逆于养生之道，则肝气受损，提供给夏长的条件不良，至夏季则长养之气不足，而易发生寒性病变。

【语译】

春季三个月，是推陈出新、万物复苏的时节，天地之间生机勃发，万物欣欣向荣。这时，人们应该晚睡早起，在庭院散步，披散头发，松解衣带，舒缓形体，以使神志随春天的生发之气而中然勃发；不滥行杀伐，多加施与，少劫夺，多奖赏，少惩罚，这些都是顺应春季的气候，培养生发之气的办法。假如违背了这些方法，就会损害肝脏，使得供给夏季长养之气的能力减弱，导致夏季出现寒性病变。

【原文】

夏三月，此谓蕃秀①，天地气交，万物华实，夜卧早起，无厌于日②，使志无怒，使华英成秀③，使气得泄，若所爱在外④，此夏气之应，养长之道⑤也。逆之则伤心，秋为痎疟⑥，奉收者少，冬至重病⑦。

【注释】

①蕃秀：繁茂秀美。玉冰注："蕃，茂也，盛也。秀，华也，美也。"

②无厌于日：不要讨厌天长。《类经》一卷第四注："无厌于长日。气不宜惰也。"

③使华英成秀：王冰注："缓阳气则物化，……物化

13

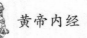

则华英成秀。"《太素》卷二顺养注:"使物华皆得秀长。"
《类经》二卷第四注:"使志无怒则华英成秀。华英,言
神气也。"三义并存,后说义似长,今从之。

④若所爱在外:形容精神外向,意气舒展,对周围事
物兴趣浓厚。与下冬三月"若有私意,若已有得"义正
相对。

⑤养长之道:夏季,自然万物处于长势旺盛的阶段,
人类亦如此,根据这个季节及生物发展阶段的特征,来调
摄精神的方法,即为"养长之道"。

⑥痎(jiē阶)疟:泛指疟疾而言。按:痎疟之义,
有多种解释,除通指疟疾病外,尚有专指间日疟、老疟久
疟而言者,又有指传尸病而言者。详本文文义,未详言其
病状、病因,乃泛言多发于秋季之疟疾。

⑦冬至重病:有两种解释:一种"重"读平声,音
虫。王冰注:"冬水胜火,故重病于冬至之时也。"马莳
注:"不特秋时为病也,肺金不能生肾水,则冬为重病者
有矣。"一种"重"读去声,音众。《太素》卷二顺养注:
"奉秋收之道不足,得冬之气成热中,病重也。"张志聪
注:"至冬时寒水当令,无阳热温配,故冬时为病,甚危
险也。"两义皆通,前说义似长。

【语译】

夏季三个月,是自然界草木繁茂的季节。这个季节

中，天气下降，地气上升，天地之气相互交融，植物开花结果，长势旺盛。人们应晚睡早起，不要讨厌白日的漫长，保持情绪怡悦，不要愤怒，使面容像含苞待放的花朵一样秀美；亦使气机宣畅，通泄自如，精神饱满，对外界事物兴趣浓厚，这都是适应夏季的气候，保养长养之气的方法。假如违背了这些方法，就会耗伤心脏，使得供给秋天收敛之气的能力减弱，导致秋季患上疟疾，到冬季来临时还会再次患病。

【原文】

秋三月，此谓容平①，天气以急，地气以明②，早卧早起，与鸡俱兴③，使志安宁，以缓秋刑④，收敛神气，使秋气平，无外其志，使肺气清，此秋气之应，养收之道⑤也。逆之则伤肺，冬为飧泄⑥，奉藏者少。

【注释】

①容平：指自然界万物的形态平定下来，而不再繁盛地生长。王冰注："万物夏长，华实已成，容状至秋平而定也。"又，王玉川曰："容，受盛之意。平，丰收之意，收获物装满容器，是谓容平。此处容平者，即丰收季节的别称。《说文》：'容，盛也。'今装物之具亦称为容器。《汉书》食货志：'进业曰登，再登曰平，三登曰泰平。'可见，平有丰收之义。秋天是万物成熟收获的季节，所以秋三月称为容平。"可参。

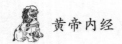

②天气以急，地气以明：天空的风气劲疾，地面的景象清肃。《类经》一卷第四注："风气劲急曰急，物色清肃曰明。"

③与鸡俱兴：比喻人的起卧，和鸡的活动时间相同，家鸡在黄昏时即入舍归宿，天亮时就开始活动，人若随之，即为早卧早起。张志聪注："鸡鸣早而出埘晏，与鸡俱兴，与春夏之早起少迟，所以养秋收之气也。"

④使志安宁，以缓秋刑：《类经》一卷第四注："阳和日退，阴寒日生，故欲神志安宁，以避肃杀之气。"秋刑，即指秋令收敛、肃杀之气。

⑤养收之道：秋气收敛，人与之相应，气机逐渐肃收，调摄精神起居，以随顺秋令的特点，保养机体的适应能力，即为"养收之道"。

⑥飧（sūn 孙）泄：完谷未化的泄泻，多属寒症。

【语译】

秋季的三个月，是自然界万物成熟，平定收敛的季节。这时，天气劲急，地气清明，人们应该早睡早起，晨起时应与鸡鸣的时间相一致；使情绪保持安宁，以缓和秋季的肃杀之气对人体的侵害；同时精神要内守，以使秋季的肃杀之气得以平和；不要使意志外驰，以保持肺气清肃，这都是与秋季的特点相适应的、保养人体收敛之气的方法。如果违背了这些方法，就会损伤肺脏，使得供给冬季闭藏之气的能力减弱，导致冬季发生飧泄病。

【原文】

冬三月，此谓闭藏①，水冰地坼②，无扰乎阳，早卧晚起，必待日光，使志若伏若匿，若有私意，若已有得，去寒就温，无泄皮肤，使气亟夺③，此冬气之应，养藏之道④也。逆之则伤肾，春为痿厥⑤，奉生者少。

【注释】

①闭藏：生机潜伏，阳气内藏。

②坼（chè 彻）：裂开。

③使气亟（qì 器）夺：使阳气频频夺失。亟，频数。夺，失。

④养藏之道：冬令闭藏，人与之相适应而使气机内伏，调摄精神起居，以保养人体闭藏机能的方法，即为"养藏之道"。

⑤痿厥：手足软弱无力称为痿，逆冷称为厥。吴崑注："痿者，肝木主筋，筋失其养而手足软弱也。厥，无阳逆冷也。"或以"痿厥"为痿症，"厥"字作气逆解，为其病机。

【语译】

冬季的三个月，是生机潜伏，万物守藏的季节。这时，水结成冰，地冻而裂，人们不要扰动体内的阳气，应

17

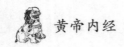

该早睡晚起，等到阳光照临时再起床；不可为事物烦劳，要使思想情绪平静伏藏，好像有所收获却又不露声色；还要避开寒冷，趋就温暖，不要使皮肤开泄出汗而损耗阳气，这是顺应冬季的气候，保养人体闭藏之气的方法。如果违背了这些方法，就会损耗肾脏，使得供给春季生发之气的能力减弱，导致春季发生痿厥病。

【原文】

天气，清净光明者也，藏德不止①，故不下也。天明则日月不明，邪害空窍②，阳气者闭塞，地气者冒明③，云雾不精④，则上应白露⑤不下，交通不表⑥，万物命故不施⑦，不施则名木⑧多死，恶气发⑨，风雨不节，白露不下，则菀槁⑩不荣。贼风数⑪至，暴雨数起，天地四时不相保⑫，与道相失，则未央⑬绝灭。唯圣人从之，故身无奇病，万物不失，生气不竭。

【注释】

①藏德不止：《类经》一卷第五注："天德不露，故曰藏德。健运不息，故曰不止。"德，在此指推动宇宙自然万物运动变化生生不息的力量，包括着使万物依四时之序而生长收藏的力量。如《礼》月令："春曰盛德在木，夏曰盛德在火，秋曰盛德在金，冬曰盛德在水。"天藏蓄着这样的力量，运行不息，故称藏德不止。

②空窍：空，同孔。空窍，同义复词，孔窍之意，此

指自然界的山川。《礼》礼运："地秉窍于山川。"疏："谓地秉持于阴气，为孔于山川，以出纳其气"。

③地气者冒明：地所秉持的阴气遮蔽阳光，冒，蒙蔽覆盖之意。

④云雾不精：指云雾弥漫，日光不清明，精，在此作清明解。《前汉》京房传："阴雾不精。"注："精，谓日光清明也。"

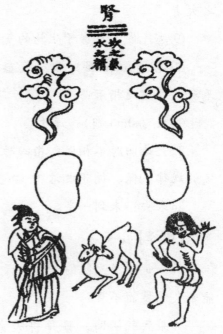

唐代胡愔《黄庭内经五脏六腑图》之肾图

⑤白露：泛指雨露。

⑥交通不表：大地之气不显现上下交通之状，亦即天地不交之意。表，表现，显露。王冰注："表，谓表陈其状也"。

⑦万物命故不施（yì异）：万物的生命不能延续，施，延也。《诗》大雅·皇矣："施于孙子。"注："延及子孙也。"

⑧名木：高大的树木。胡澍："名，大也，名木，木

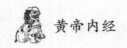

之大者。"

⑨恶气发：有害于生物的气候发作。

⑩菀（yuán 园）稾：茂盛的禾苗。菀，茂盛，稾，禾秆，这里泛指禾苗。

⑪数（shuò 朔）：屡次。

⑫天地四时不相保：指四时阴阳紊乱，不能循守着一定的规律。保，循守之意。

⑬未央：未到一半。

【语译】

天气是清净光明的，由于天德隐藏，运行不息，所以能永久保持而不衰。

如果天气阴晦，日月将失去光辉，邪气也会乘虚而入，酿成灾害，导致阳气阻塞不通，沉浊的地气遮蔽光阳，云雾弥漫，雨露不得下降。

天地之气不相交融，万物的生命不能延长，就连大自然里那些生命力极强的巨大的树木也会枯死。

邪恶乖戾之气不发散，风雨失调，甘露应该降下而不能降下草木得不到滋养，就会失去生机，枯槁凋败。

狂风频频来袭，暴雨时时发作，天地四时秩序紊乱，背离了正常的规律，就会导致万物活不到一半的寿命就中途死亡。

只有圣人能顺应自然的变化，注意养生，所以身体不会患严重的疾病。如果万物也能顺应自然变化，不失保养之道，那么它的生气也不会衰竭。

【原文】

逆春气，则少阳①不生，肝气内变。逆夏气，则太阳不长，心气内洞②。逆秋气，则太阴③不收，肺气焦满。逆冬气，则少阴不藏，肾气独沉④。

【注释】

①少阳、太阳、太阴、少阴：古人认为春夏属阳，秋冬属阴，一年四季阴阳消长随时令而变异，并用少阳代表春令的阳气，太阳代表夏令的阳气。太阴代表秋令的阴气，少阴代表冬令的阴气，用以说明四时阴阳消长的变化。也有人把四时阴阳，分别同脏腑经络对应地联系起来，将少阳、太阳、太阴、少阴，直接解释为相应的经络脏腑，如《太素》卷二顺养注："少阳，足少阳胆府脉，……。太阳，手太阳小肠府脉……。太阴，手太阴肺之脉也……。少阴，足少阴肾之脉也。"

②心气内洞：即心气内虚之意。洞，中空。

③肺气焦满：焦，同憔，此指肺热叶焦，形容肺气被火邪所灼伤；满，指胸中胀满，肺气壅塞，失于肃降所致。

④肾气独沉：即肾气乃沉。独，在此作"乃"字解。如《国策》赵策："公之客独有三罪。"沉，沉下也。《类

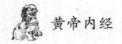

经》一卷第六注："沉者，沉于下。肾气不蓄，则注泄沉寒等病生矣。"

【语译】

如果与春天之气相违，少阳之气就不能生发，会导致肝气内郁而生发疾病。

如果与夏天之气相违，太阳之气就不能生长，会引发心气衰竭。

如果与秋天的收敛之气相违，太阴之气就不能收敛，会导致肺气躁闷。

如果与冬天的潜藏之气相违，少阴之气就不能潜伏，会使导致肾气消沉。

【原文】

夫四时阴阳①，万物之根本也，所以圣人春夏养阳，秋冬养阴②，以从其根，故与万物没浮于生长之门③。逆其根，则伐其本，坏其真矣。故阴阳四时者，万物之终始也，死生之本也。逆之则灾害生，从之则苛疾④不起，是谓得道。道者，圣人行之，愚者佩⑤之。

【注释】

①四时阴阳：四时，即春、夏、秋、冬四季，因春夏属阳，秋冬属阴，阴阳之气随四季变化而消长，故称四时阴阳。

②春夏养阳，秋冬养阴：当春夏之时，蓄养阳气，秋冬之时，蓄养阴气。这是因为春夏外界阳盛，自然万物处于生发盛长阶段，逆春气则少阳不生，逆夏气则太阳不长，人体必养阳气方能与万物生长之势相应；秋冬外界阴盛，自然万物处于敛藏阶段，逆秋气则太阴不收，逆冬气则少阴不藏，人体必养阴气方能与万物敛藏之势相应，所以说春夏养阳，秋冬养阴。养阳即前文所论之养生、养长之道；养阴即前文所论之养收、养藏之道。

③沉浮于生长之门：沉浮，指随着生长收藏的规律而运动。生长之门，即生命活动的生长收藏的途径。

④苛疾：重病。王冰注："苛者，重也。"

⑤佩：通倍，违逆之意。《荀子》大略篇："兰茝槁本，渐于蜜醴，一佩易之。"王先谦注："佩，或为倍。"《说文》："倍，反也。"

【语译】

一年四季的阴阳变化，是万物的生命之本。因此圣人在春夏季保养阳气，以满足生长的需要；在秋冬季保养阴气，以满足收藏的需要。顺应了生命发展的根本规律，就能和万物一起在生发、长养、收敛、闭藏的四时循环中运动发展。如果违背了这个规律，就会摧残人体的本元，损伤身体。所以说，阴阳四时既是万物生长的终始点，也是生死存亡的本源。违背它，就会发生灾害；顺应它，则重

23

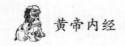
病不侵，明白了这一道理，才可算得上是通晓了养生之道。对于这种养生之道，圣人能切实奉行，愚人却经常违背。

【原文】

从阴阳则生，逆之则死，从之则治，逆之则乱，反顺为逆，是谓内格①。是故圣人不治已病治未病，不治已乱治未乱，此之谓也。夫病已成而后药之，乱已成而后治之，譬尤渴而穿井，斗而铸锥②，不亦晚乎！

【注释】

①内格：指体内的生理性能与四时阴阳格拒，不能相适应。王冰注："格，拒也，谓内性格拒于天道也。"

②锥：这里泛指兵器。

【语译】

顺应四季的阴阳变化，就能生存，违背了就会死亡。顺从它，人体就健康；违背它，人体就易患病。如果把顺应变成违背，违背阴阳四时的阴阳变化，就会使机体和自然环境相格拒。

因此，圣人不主张等生病之后再去治疗，而强调在生病之前先预防。就像治乱，不是在混乱发生后才去治理，而是在发生前就去防止，这里说的就是这个道理。假如病形成后再去治疗，乱子发生后再去平治，这就像口渴时才去挖井，临上战场了才去铸造兵器一样，不是太晚了吗！

生气通天论篇第三

【题解】

本篇是说明人的生气与天（自然）的密切关系。强调要本于阴阳，所述各种致病原因和症状，总离不开阴阳变化。其中既着重地说明阳气失常在病理上的影响，同时又提出了阴平阳秘（协调）的重要性。

【原文】

黄帝曰：夫自古通天①者，生之本，本于阴阳。天地之间，六合之内②，其气九州③、九窍④、五藏、十二节⑤，皆通乎天气。其生五⑥，其气三⑦。数犯此者，则邪气伤人，此寿命之本也。

【注释】

①天：指自然界。

②六合之内：四方上下，叫做"六合"。六合之内，即天地之间的互词。

③九州：古时称冀、兖、青、徐、扬、荆、豫、梁、雍为"九州"。

④九窍：上窍七：眼二、耳二、鼻孔二、口一；下窍

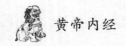

二：前阴和后阴。

⑤十二节：四肢各有三大关节，上肢腕、肘、肩，下肢踝、膝、髋，合成十二节。

⑥其生五：其，指天之阴阳。五，指金、木、水、火、土五行。

⑦其气三：指阴阳之气各有三，即三阴三阳。又，王冰："谓天气、地气、运气。"

【语译】

黄帝说：自古以来，都以通于天气为生命的根本，那是说生命是本于阴阳的。天地之间，六合之内，无论地上的九州，还是人体的九窍、五脏、十二节，都与自然阴阳之气密切相通。自然阴阳之气化生为金、木、水、火、土五行，又依据盛衰消长而分为湿、燥、寒三种阴气和风、暑、火三种阳气。如果人们常常违反阴阳五行的变化规律，邪气就会侵袭人体。所以说遵循阴阳规律是延长寿命的根本。

【原文】

苍天①之气清净，则志意治②；顺之，则阳气固。虽有贼邪③，弗能害也。此因时之序④。故圣人传⑤精神，服⑥天气，而通神明⑦。失之则内闭九窍，外壅肌肉，卫气⑧散解。此谓自伤，气之削⑨也。

【注释】

①苍天：苍，青也。天色青故曰苍天，即是青天的意思。

②治：训理，如治国、治家，有不乱的意思。

③贼邪：外来的致病因素，能够伤害于人，和贼风的意思相同。

④序：顺序，次第，有规律的意思。

⑤传：尤怡《医学读书记》："按传当作专。"言精神专一，则清净勿扰，犹苍天之气。

⑥服：谓服膺，藏于胸中，不使有失。这里含有必须适应的意思。

⑦神明：就是智慧的意思，盖谓精气神专一，则生智慧。

⑧卫气：王冰引《灵枢》："卫气者，所以温分肉而充皮肤，肥腠理而司开阖者也。"按卫气是属于阳气的一种，好象是保卫于人体最外的藩篱，所以称为"卫气"。

⑨削：削弱的意思。

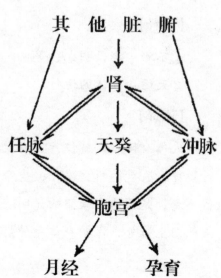

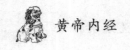

黄帝内经

【语译】

由于人的生气与天

相关，因此苍天之气清爽干净，人的精神也会顺畅平静。顺合天气阴阳的变化，人的阳气就固密，尽管有贼风邪气，也不能对人造成损伤。因此圣人造成损伤。因此圣人精神专一，顺合天气，契合阴阳的变化。若非如此，在内会九窍不通，在外会肌肉壅塞，卫气耗散。人们因不能顺应天气阴阳的变化而导致的此种伤害叫自伤，阳气会因此消减。

【原文】

阳气者，若天与日，失其所，则折寿而不彰①。故天运②当以日光明，是故阳因而上，卫外者也。

【注释】

①不彰：彰，明也、著也。不彰，即不明之意。
②天运：天体的运行。

【语译】

人体有阳气，就像天上有太阳一样。阳气失其正常运行规律，人就会折损寿命，生命机能也衰弱。所以天的运行不息，是因为有太阳的光明长照，人的健康无病是因为阳气向上布外，保护身体免受病邪的侵袭。

【原文】

因于寒，欲如运枢①，起居如惊②，神气乃浮③。因于暑，汗，烦则喘喝④，静则多言，体若燔炭，汗出而散。因于湿，首如裹；湿热不攘⑤，大筋緛⑥短，小筋弛⑦长，緛短为拘⑧，弛长为痿。因于气，为肿，四维相代⑨，阳气乃竭。

【注释】

①运枢：王冰："欲如运枢，谓内动也。……言因天之寒，当深居周密，如枢纽之内动；不当烦扰筋骨，使阳气发泄于皮肤，而伤于寒毒也。"

②惊：王冰："起居如惊，谓暴卒也。"是形容妄动。

③浮：是浮越。

④喘喝：喘，呼吸困难，喝，因喘促而发出的一种声音。

⑤攘：消除的意思。

⑥緛（ruǎn 软）：收缩。

⑦弛：《说文》："弓解也。"弛，同弛，松弛。

⑧拘：拘挛不能伸展。

⑨田维相代：四维，指四肢。相代，是更替的意思。又高世栻："四肢行动不能，彼此借力而相代也。"

【语译】

人若受寒邪侵袭，就会在意志上不舒畅，坐卧不宁如

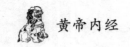

受惊吓，神气因而浮越不固。

若为暑邪所伤，就会多汗、烦躁，甚至出现烦喘的症状。如果暑邪内攻于心，就会表现得较为安静，此时身体虽不烦躁，但由于身虚，也会出现多言多语、身体像炽烈的炭火一样发热等现象，此时此刻只要出出汗，暑热即可消散。如果受湿邪侵袭，头部就会十分沉重，好像被东西包裹着一样。如果湿热相兼，没有及时排除，就会使大小筋脉受到损伤，致使大筋收缩变短，小筋松弛变长。而大筋短缩会引发拘挛，小筋松弛会引发痿弱。如果受风邪侵袭，将会导致浮肿。上述的四种邪气相互关联纠缠，更替伤人，会使阳气衰竭。

【原文】

阳气者，烦劳则张①，精绝②，辟积③于夏，使人煎厥④。目盲不可以视，耳闭不可以听，溃溃乎若坏都⑤，汩汩乎⑥。不可止。阳气者，大怒则形气绝⑦，而血菀⑧于上，使人薄厥⑨。

【注释】

①张：亢盛的意思。

②绝：作"衰竭"讲。

③辟（bì壁）积：辟，同襞。襞，裙褶。襞积，就是重复的意思。

④煎厥：病名。煎，是形容词。因这种厥的发生不是

30

偶然，而有其一定的远因，如物之煎熬而然，因此称为煎厥。

⑤溃溃乎若坏都：溃溃乎，形容水流决口。坏都，是堤防败坏。又郦道元《水经注》："水泽所聚，谓之都，亦曰潴。"

⑥汩汩（gǔ 骨）乎：张介宾；"逝而不返也，即水流不止的样子。

⑦形气绝：形气，这里作"气血"讲。绝，隔绝的意思。

⑧菀（yù 郁）：郁结的意思。

⑨薄（bó 搏）厥：病名。张介宾："相迫曰薄。气逆曰厥。气血俱乱。故为薄厥。"

【语译】

人体如果过度烦劳，阳气就会亢奋外越，使阴精渐渐衰竭。这种情况重复数次以后，阳气更加旺盛，阴精耗竭更严重，若病积久至夏天气候炎热之时，就容易使人发生煎厥病。病人病发时双眼视物不清，双耳闭塞失听，病热之危急，就像江堤决口，江水倾泻而出一样，很难控制。人体的阳气，在人情绪愤怒时就会出现逆乱，使得血随气逆，郁积在头部，跟身体其他部位隔绝不通，这时易发生薄厥病。

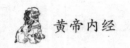

【原文】

有伤于筋，纵①，其若不容②。汗出偏沮③，使人偏枯④。汗出见湿。乃生痤疿⑤。高梁⑥之变，足生大丁⑦，受如持虚⑧，劳汗当风，寒薄为皶⑨，郁乃痤。

【注释】

①纵：与紧相对，弛缓。此处形容痿废。

②不容：容，作受字解。不容，是指肢体不受意思的支配。

③汗出偏沮：偏，作侧字讲。沮，丹渡元简作"袒"字解。就是身体半侧有汗，半侧无汗。

④偏枯：指一侧肢体瘫痪的病症。亦称"偏瘫"。

⑤痤疿（cuó feì 嵯废）：痤，是一种小疖。疿，是汗疹，俗称痱子。

⑥高梁：同"膏粱"。肥肉叫"膏"，好的粮食叫"粱"。高梁，就是肉食美味。

⑦足生大丁：足，这里作"多"或"能够"讲。丁，同"疔"。

⑧受如持虚：形容得病非常容易，象拿着空虚的器具受盛东西一样。

⑨皶（zhā渣）：是粉刺，发于面部的小疹子。张志聪："面鼻赤瘰也。"俗名赤鼻、酒皶鼻。饮酒人湿热薰蒸于脾胃，上现于鼻尖。

【语译】

大怒还伤肝，而肝主筋，若筋受伤，将使肌肉松弛不收，无法自如运动。阳气虚，气不周流，汗多出偏于半身的，时间长了会逐渐转变成半身不遂。而出汗的时候，若被风湿邪气阻遏，就容易生汗疹。若经常进食肥美厚味的食物，就会引发疔疮，而哪条经脉虚，疔疮就从哪条经脉发生。若劳动出汗时感染了风寒，皮肤上就会出现粉刺，郁久化热，还会形成疮疖。

【原文】

阳气者，精①则养神，柔则养筋，开阖②不得，寒气从之，乃生大偻③；陷脉为瘘④；留连肉腠⑤，俞⑥气化薄，传为善畏，及为惊骇；营气不从，逆于肉理，乃生痈肿；魄汗⑦未尽，形弱而气烁，穴俞以闭，发为风疟⑧。

【注释】

①精：王冰："阳气者，内化精微，养于神气，外为柔软，以固于筋。"所以这里作"精微"解，指营养人体的一种重要物质。

②开阖：王冰："开谓皮腠发泄，阖谓玄府闭封。"玄府，即汗孔。这里开阖二字，即指皮肤汗孔的开闭。

③大偻：身体俯偻。

④瘘：《医学入门》："瘘，即漏也。经年成漏者，在

颈则曰瘰漏，在痔即曰
痔漏。"

⑤肉腠：肌肉之间。

⑥俞（shù 输）：是
经络的孔穴。

⑦魄汗：古人认为
汗的透发，和肺有关，
因为肺和皮毛是相合的，
肺藏魄，所以这里称之
为魄汗。

⑧风疟：疟疾的一
种，症状是烦躁、头痛、
怕冷、自汗、先热后冷。

【语译】

人体的阳气，能温
养神志，使精神清爽，

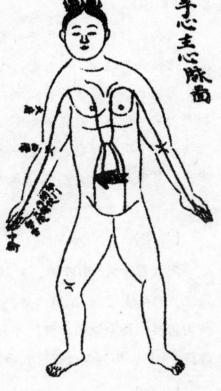

《产经》十脉图中的手心主心脉图

又能滋养筋脉，使诸筋柔润。如果汗孔开合失常，寒气就
会趁机侵袭，使阳气耗损，筋脉得不到滋养，进而使身体
弯曲而无法挺直，形成偻附病。若寒气陷入脉络中，会形
成瘘疮，若驻留在肉与皮肤之间，就会从腧穴侵入到五
脏，损伤神志，导致出现惊恐、畏惧等症状。因为寒气滞
留，营气运行不畅，阻逆在肌肉之间，就会引发痈肿。出

汗不止时，形体虚弱，阳气耗损，如果这时风寒之邪内侵，腧穴关闭，就会出现风疟之病。

【原文】

故风者，百病之始也①。清静②则肉腠闭拒，虽有大风苛毒③，弗之能害。此因时之序也。

【注释】

①故风者，百病之始也：张介宾："凡邪伤卫气，如上文寒、暑、湿、气、风者，莫不缘风气以入，故风为百病之始。"

②清静：王冰："嗜欲不能劳其目，淫邪不能惑其心，不妄作劳，是为清静。"就是善于保养身体，包括"不妄作劳，恬憺虚无"等意义。

③大风苛毒：是古人对剧烈致病因素的认识。《淮南子》："《本经》注：大风能坏屋舍。"大，含有"厉害"的意思。苛毒，犹言毒之甚者。大风苛毒，是古人形容某些剧烈的致病因素。

【语译】

风邪是各类疾病的源头，但只要人神清气静，就能使肌肉腠理密闭，虽然有大风苛毒的侵袭，仍无法对人体造成损伤，这是顺应四时的气候变化而调养的结果。

【原文】

故病久则传化①，上下不并②，良医弗为。故阳畜③积病死，而阳气当隔，隔者当写，不亟正治，粗④乃败之。故阳气者，一日而主外，平旦⑤人气生；日中而阳气隆；日西而阳气已虚，气门⑥乃闭。是故暮而收拒，无扰筋骨，无见雾露。反此三时，形乃困薄⑦。

【注释】

①病久则传化：张志聪："病久者，邪留而不去也。传者，始伤皮毛，留而不去，则入于肌腠；留而不去，则入于经脉冲俞；留而不去，则入于募原藏府。化者，或化而为寒，或化而为热，或化而为燥结，或化而为湿泻。盖天有六淫之邪，而吾身有六气之化也。"

②上下不并：并，是相互交通的意思。不并，就是不相交通。上下不并，就是阴阳隔离的意思。

③畜：同"蓄"，蓄积的意思。阳气蓄积之后，就乖隔不通，所以说阳气当隔。

④粗：这里指的是"粗工"，就是技术不高明的医生。

⑤平旦：日出的时候。张志聪："一日分为四时：朝则为春，日中为夏，日入为秋，夜半为冬"。所以朝则人气始生。

⑥气门：即汗孔。汗孔是阳气散泄的门户，所以称为气门。

⑦形乃困薄：形体被邪所困窘衰薄。

【语译】

所以，得病时间长了，病邪滞留在体内，就会内传并进一步恶化，等病情发展到上下隔拒、阴阳阻绝的时候，即便医术再高明的医生，也无法治愈。因此，阳气蓄积，郁阻不通时，病人就会死亡。针对阳气蓄积不通的情况，应该采用通泻的治疗方法，如果不及时而正确地进行治疗，被医术粗浅的医生耽搁了，病人就会死亡。人体的阳气，在白天主要运行于外：早晨时，阳气刚刚生发，并逐渐外倾；中午时，阳气最旺；太阳偏西时，体表的阳气渐渐减少，气门也就随之关闭。等到了晚上，阳气收敛，拒守于内，这时不要劳筋动骨，也不要触犯雾露。假如不遵循一天中阳气的这三个活动规律，身体就会遭受邪气侵袭而疲乏、衰弱。

【原文】

岐伯曰：阴者，藏精而起亟也①；阳者，卫外而为固也。阴不胜其阳，则脉流薄疾②，并③乃狂；阳不胜其阴，则五藏气争，九窍不通。是以圣人陈阴阳④，筋脉和同，骨髓坚固，气血皆从；如是则内外调和，邪不能害，耳目聪明，气立如故。

【注释】

①阴者，藏精而起亟也：《广韵》："亟（qì器），频

37

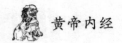

数。"即经常的意思。张介宾："亟，即气也。观《阴阳应象大论》曰：'精化为气。'即此藏精起气之谓。又《本神篇》曰："阴虚则无气。"亦其义也。故此当以气字为解，以见阳能生阴，阴亦能生阳，庶为得理。"这就是说，体内贮藏的精，是气的来源。

②薄疾：是急迫而快速的样子。

③并：这里是合并、加重的意思。

④陈阴阳：张志聪："陈，敷布也。"犹言铺设得所，不使偏胜。

【语译】

岐伯说：阴有蓄藏精气，不断充养阳气的作用；阳有保护外体、固摄阴精的作用。假如阴不胜阳，阳气过盛，就会使血脉流动急促，如果再遭热邪侵袭，阳气更加亢盛就会引发狂症。假如阳不胜阴，阴气过盛，就会使五脏之气失调，致使九窍不通。

所以圣人调和阴阳，使之平衡，以达到筋脉舒和，骨髓坚固，血气顺通。这样，就能达到内外调和，邪气无法侵袭，耳聪目明，真气运行正常。

【原文】

风客①淫②气，精乃亡③，邪伤肝④也。因而饱食，筋脉横解⑤，肠澼⑥为痔；因而大饮，则气逆⑦；因而强力⑧，肾气乃伤，高骨乃坏。

【注释】

①客：邪从外面侵入，如客从外来。

②淫：浸淫，渐渐侵害。

③亡：是损耗的意思。

④伤肝：《阴阳应象大论》："风气通于肝。"所以说伤肝。

⑤横解：横逆损伤的意思。王冰："甚饱则肠胃横满，肠胃满则筋脉解而不属，故肠澼而为痔也。《痹论》：'饮食自倍，肠胃乃伤。'此伤之信也。"

⑥肠澼：即痢疾。

⑦大饮，则气逆：王冰："饮多则肺布叶举，故气逆而上奔也。"张介宾："酒挟风邪，则因辛走肺。"

⑧强力：是超过自己体力的限度勉强用力。又，王冰："强力入房也。"

【语译】

风邪侵袭人体，损伤阳气，渐渐侵入内脏，阴精也会随之逐渐损耗，这是因为邪气害肝的缘故。此时，如果饮食过饱，胃肠的筋脉横逆迟缓，就会下泻脓血形成痔疮。如果大量饮酒，会致使气机上逆。如果强力入房，会耗损肾气，腰部脊骨也会受到损害。

【原文】

凡阴阳之要，阳密乃固①。两者不和②，若春无秋，

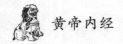

若冬无夏；因而和之，是谓圣度③。故阳强不能密，阴气乃绝；阴平阳秘，精神乃治；阴阳离决，精气乃绝。

【注释】

①阳密乃固：《太素》作"阴密阳固"，似是。杨上善注："密内，阴之力也；固外，阳之力也。"

②两者不和：和，含有平衡协调的意思。王冰："两，谓阴阳，和，谓和合，则交会也。"

③圣度：度，是法度。圣度，就是最好的养生法度。又张志聪："是谓圣人调养之法度。"

【语译】

阴阳协调的关键在于阳气的固密。阳气固密，阴气才能固守于内。阴阳失调，就如同一年中有春季而无秋季，有冬季而无夏季一样。所以，使阴阳调和是最好的养生法则。因此阳气旺盛但不能固密，阴气就会衰绝。阴气平和，阳气固密，人的精神活动才正常。假如阴阳分离，不能互相维系，精气就会竭绝。

【原文】

因于露风，乃生寒热。是以春伤于风，邪气留连，乃为洞泄①；夏伤于暑，秋为痎疟；秋伤于湿，上逆而咳，发为痿厥②；冬伤于寒，春必温病③。四时之气，更伤五藏。

【注释】

①洞泄：一名飧泄：乃风行乘土，水谷不化而不利。

②痿厥：王冰："湿气内攻于藏府则咳逆，外散于筋脉则痿弱也。……厥，谓逆气也。"

③温病：就是温热病。《伤寒论》："太阳病发热而渴，不恶寒者，为温病。""温病"从经文各篇例，皆作病温，此恐错置。

【语译】

风邪侵袭人体，会使人患寒热病。所以春天被风邪所伤，邪气滞留不去，到了夏天就会直泻无度，而成洞泻之病。夏天被暑邪所伤，秋天时就会患疟疾。如果秋天感受湿邪，邪气上逆，就会咳嗽，还可能进而演变成痿厥病。冬天感受寒邪，第二年春天就会患温病，四季的邪气，会随着季节的更替而挨次损伤人体的五脏。

【原文】

阴之所生，本在五味①；阴之五宫②，伤在五味。是故味过于酸，肝气以津③，脾气乃绝，味过于咸，大骨气劳④，短肌，心气抑⑤；味过于甘，心气喘满，色黑，肾气不衡；味过于苦，脾气不濡，胃气乃厚⑥；味过于辛，筋脉沮⑦泄，精神乃央⑧。是故谨和五味，骨正⑨筋柔，气血以流，腠理⑩以密，如是则骨气以精⑪。谨道如法⑫，长

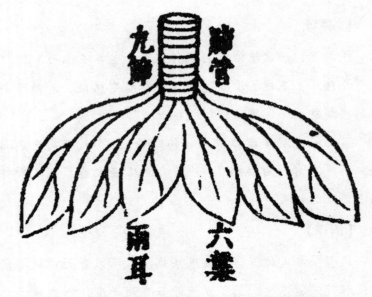

肺脏科，选自明代张介宾《类经图解》

有天命[13]。

【注释】

①五味：甘、酸、辛、苦、咸，称为五味。这里指饮食的五味。又莫仲超："酸生肝，苦生心，苦生脾，辛生肺，咸生肾，是阴之所生，本在五味也。"

②五宫：张介宾："五藏也。"

③津：张介宾："津，溢也。酸入肝，过于酸则肝气溢。酸从木化，木实则克土，故脾气乃绝。"所以这里是指太盛的意思。

④大骨气劳：张介宾："劳，困剧也。"大骨指高骨。

汪昂云："高骨，腰间命门穴上有骨高起。"

⑤抑：王冰："心气抑滞而不行。"即不舒畅的意思。

⑥厚：作"胀满"解，亦可作"迟钝"讲。张介宾："厚者，胀满之谓。"

⑦沮：这里作"败坏"讲。

⑧央：张志聪："央殃同。"即受伤的意思。

⑨骨正：骨胳正直。高世栻："五味和，则肾主之骨以正。"

⑩腠理：吴崐："腠，汗孔也。理，肉纹也。"《金匮要略》："腠者，是三焦通会元真之处，为血气所注。理者，是皮肤藏府之文理也。"

⑪精：这里作刚强、精粹解。

⑫法：张志聪："调养如法。"即养生的方法。

⑬天命：天赋的寿命。

【语译】

阴精源自饮食的酸甜苦辣咸五味。但蓄藏阴精的五脏，又会因过食五味而受损。所以进食酸味食物过多，会使肝气淫溢旺盛，致使脾气亏耗；进食咸味食物过多，骨气会受到损害，肌肉萎缩，心气也会淤滞；进食甜味食物过多，会使心气烦闷，气逆而喘促，面色发黑，肾气失衡；进食苦味食物过多，会使脾气不得濡润，致使胃气堵塞胀满；进食辛味食物过多，会损坏筋脉，使之松弛，精

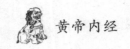

神也会遭受损伤。

所以谨慎地调和五味，能使骨骼坚强，筋脉柔润，气血畅通，腠理固密，如此骨气才精强有力。因此，只有注意养生，并按照正确的方法施行，生命才能长久。

金匮真言论篇第四

【题解】

本篇说明四时的气候变异能够影响人的脏腑，发生疾病；又介绍了人体、四时、五行、五色、五味、五音等联系情况，显示出天人之间与各方面的关系和疾病变化。

【原文】

黄帝问曰：天有八风①，经有五风②，何谓？岐伯对曰：八风发邪，以为经风，触五脏，邪气发病。所谓得四时之胜者，春胜长夏，长夏胜冬，冬胜夏，夏胜秋，秋胜春，所谓四时之胜也。

东风生于春，病在肝，俞在颈项③；南风生于夏，病在心，俞在胸胁；西风生于秋，病在肺，俞在肩背；北风生于冬，病在肾，俞在腰股；中央为土，病在脾，俞在脊。故春气者，病在头；夏气者，病在脏；秋气者，病在肩背；冬气者，病在四支。故春善病鼽衄④，仲夏善病胸胁，长夏善病洞泄寒中⑤，秋善病风疟，冬善病痹厥。故冬不按蹻⑥，春不鼽衄，春不病颈项，仲夏不病胸胁，长夏不病洞泄寒中，秋不病风疟，冬不病痹厥，飧泄而汗出也。夫精者，身之本也。故藏于精者，春不病温；夏暑汗不出者，秋成风疟。此平人脉法也。

故曰：阴中有阴，阳中有阳。平旦至日中，天之阳，阳中之阳也；日中至黄昏，天之阳，阳中之阴也；合夜至鸡鸣，天之阴，阴中之阴也；鸡鸣至平旦，天之阴，阴中之阳也。故人亦应之。

夫言人之阴阳，则外为阳，内为阴；言人身之阴阳，则背为阳，腹为阴；言人身之脏府中阴阳，则脏者为阴，府者为阳，肝、心、脾、肺、肾五脏皆为阴，胆、胃、大肠、小肠、膀胱、三焦六府皆为阳。所以欲知阴中之阴，阳中之阳者何也？为冬病在阴，夏病在阳⑦，春病在阴，秋病在阳⑧，皆视其所在，为施针石也。故背为阳，阳中之阳心也；背为阳，阳中之阴肺也；腹为阴，阴中之阴肾也；腹为阴，阴中之阳肝也；腹为阴，阴中之至阴脾也。此皆阴阳表里内外雌雄相输应也，故以应天之阴阳也。

帝曰：五脏应四时，各有收受⑨乎？岐伯曰：有。东方青色，入通于肝，开窍于目，藏精于肝，其病发惊骇，其味酸，其类草木，其畜鸡，其谷麦，其应四时，上为岁星⑩，是以春气在头也，其音角⑪，其数八⑫，是以知病之在筋也，其臭臊⑬。

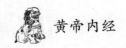

南方赤色，入通于心，开窍于耳，藏精于心，故病在五脏，其味苦，其类火，其畜羊，其谷黍，其应四时，上为荧惑星⑩，是以知病之在脉也，其音征⑪，其数七⑫，其臭焦⑬。

中央黄色，入通于脾，开窍于口，藏精于脾，故病在舌本，其味甘，其类土，其畜牛，其谷稷，其应四时，上为镇星，是以知病之在肉也，其音宫⑪，其数五，其臭香。

西方白色，入通于肺，开窍于鼻，藏精于肺，故病在背，其味辛，其类金，其畜马，其谷稻，其应四时，上为太白星，是以知病之在皮毛也，其音商，其数九，其臭腥。

北方黑色，入通于肾，开窍于二阴，藏精于肾，故病在豁，其味咸，其类水，其畜彘⑭，其谷豆，其应四时，上为辰星，是以知病之在骨也，其音羽，其数六。其臭腐。

故善为脉者，谨察五脏六府，一逆一从，阴阳表里，雌雄之纪，藏之心意，合心于精，非其人勿教，非其真勿授，是谓得道。

【注释】

①八风：指来自东、南、西、北、东南、西南、东北、西北的八方之风。

②五风：指肝风、心风、脾风、肺风、肾风五脏

之风。

③俞在颈项：俞，通输、腧，即腧穴。俞在颈项，即取颈项处俞穴治疗。

④鼽衄：鼽（qiú 音求），鼻塞流涕；衄（nù 音女第四声），鼻出血。

⑤洞泄寒中：洞泄，泄泻无度。寒中，即内寒。

⑥按蹻：王冰："按，谓按摩；蹻，谓如矫捷者之举动手足，是所谓导引也。"冬不按蹻，这里是比喻在冬季不要作过度的活动。

⑦冬病在阴，夏病在阳：前文有"北风在于冬，病在肾"，冬病在肾，肾为阴中之阴，故谓"冬病在阴"；前文有"南风生于夏，病在心"，夏病在心，心为阳中之阳，故谓"夏病在阳"。

⑧春病在阴，秋病在阳：前文有"东风生于春，病在肝"，春病在肝，肝为阴中之阳，故曰"春病在阴"；前文有"西风生于秋，病在肺"，秋病在肺，肺为阳中之阴，故曰"秋病在阳"。

⑨收受：张志聪："收受者，言同气相求，各有所归也。"五脏应四时，各有收受，意思是五脏与四时相应，互为影响。

⑩岁星、荧惑星、镇星、太白星、辰星：分别是指木星、火星、土星、金星、水星五大行星。

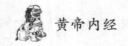

⑪角、征、宫、商、羽：是古代五音的名称。

⑫八、七、五、九、六：八，木的成数；七，火的成数；五，土的生数；九，金的成数；六，水的成数。古人用数字表示水火木金土五行的生成，其生数为水一，火二，木三，金四，土五。五行非土不成，这些生数只是孤阴或孤阳，必须加上土的生数五，才能起生化作用。河图数，天一生水，地六成之；地二生火，天七成之；天三生木，地八成之；地四生金，天九成之；天五生土，地十成之。就是这个意思。

⑬其臭臊、焦、香、腥、腐：表示五种气味。"臭"，同"嗅"，即气味的意思。

⑭彘（zhì 音滞）：猪。

【语译】

黄帝问道：什么是天有八风，经有五风？

岐伯说：自然界的八方之风会产生八种不同的风邪，中伤经脉，形成经脉的风病，风邪还会继续随着经脉而侵犯五脏，使五脏发病。四季的气候是相互克制的，即春季属木，克制长夏；长夏属土，克制冬水；冬季属水，克制夏火；夏季属火，克制秋金，秋季属金，克制春木，这就是四时气候的相克相胜。东风在春季产生，通常引发肝的病变，病邪从颈部侵入。南风在夏季产生，常常引发心的病变，病邪从胸胁侵入。西风在秋季产生，常常引发肺部的病变，病邪从肩背侵入。北风在冬季产生，多引发肾的病变，病邪从腰股侵入。长夏属土，土位于中央，病变多发生在脾，病邪常从背脊侵入。

因此春季邪气伤人，病多发生在头部；夏季邪气伤人，病多发生在心脏；秋季邪气伤人，病多发生在肩背；冬季邪气伤人，病多发生在四肢。

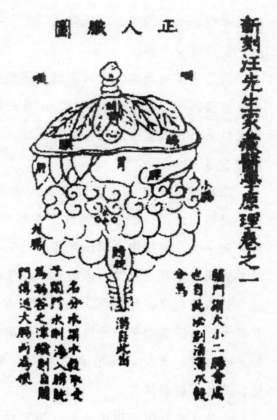

明代汪机《医学原理》中的正人脏图

所以，春天多出现鼽衄之病，夏天多出现胸胁方面的疾病，长夏多出现直泄无度的洞泄等里寒病，秋天多出现风疟，冬天多出现痹厥之症。因此冬天不要扰动筋骨，力求藏阴潜阳，这样第二年春天就不会出现鼽衄和颈部疾病，夏天就不会出现胸胁病变，长夏季节就不会出现洞泄

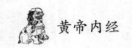

等里寒病，秋天就不会患风疟病，冬天也不会患痹厥、飧泄、出汗过多等病。

精是人体的根本，所以阴精内藏而不外泄，春天就不会罹患温热病。夏天气候炎热，阳气旺盛，假如不能排汗散发热量，秋天就会患风疟病。这是一般为人诊察四季病变的普遍规律。

阴和阳又各有阴阳之分。白天属阳，清晨到中午时段，是阳中之阳；中午到傍晚，是阳中之阴。夜晚属阴，傍晚到半夜，是阴中之阴；半夜到天明，是阴中之阳。自然界的阴阳之气是这样，人的阴阳之气也是这样。

就人体而言，外属阳，内属阴。单就人的躯干而言，背部为阳，腹部为阴。就脏腑而言，脏属阴，腑属阳。即肝、心、脾、肺、肾五脏都是属阴，胆、胃、大肠、小肠、三焦六腑都属阳。

为什么要知道阴阳中又各有阴阳的道理呢？这是因为只有据此来诊断四时疾病的阴阳属性，才能进行治疗，比如冬病在阴，夏病在阳，春病在阴，秋病在阳，要依据疾病各自所在部位的阴阳属性来选择相应的针刺疗法和砭石疗法。

背部为阳，心是阳中之阳，肺是阳中之阴。腹部为阴，肾是阴中之阴，肝是阴中之阳，脾是阴中之至阴。

以上所说，都是人体阴阳、表里、内外、雌雄相互联系又相互对应的例子，它们与自然界的阴阳变化是相互对应的。

黄帝说：五脏与四时变化相应，它们还分别与其他事物相归属吗？

岐伯说：有。比如东方颜色为青色，跟人体的肝相应，肝在体表的苗窍是眼睛，精气蕴藏在肝里，病状常常是惊恐，在酸甜苦辣咸中属酸，跟自然界的草木是同类，与五畜中的鸡相应，跟五谷中的麦相应，跟四季中的春季相应，在天体中对应木星，因为春天阳气上升，所以此病多在头部发生，属于五音中的角，在五行的成数为八，因为肝主筋，所以它的病变多在筋部发生。另外，气味为腥臊。

南方的颜色是红，跟心相通，心在体表的苗窍是耳，精气隐藏在内心，味道为苦，与火同类，对应的牲畜是五畜中的羊，对应的谷物是五谷中的黍，在四时中为夏，在天体为火星，多在脉和五脏发病，与五音中的徵相应，其成数是七。另外，气味是焦味。

中央的颜色是黄，跟脾相通，脾在体表的苗窍为口，精气在脾内隐藏，对应五味中的甘，跟土同类，与五畜的牛、五谷的稷、四时的长夏相应，在天体为土星，发病时多表现在舌根和肌肉上，在五音为宫，在五行生成数中为五。另外，气味为香气。

西方颜色为白，和肺相应，肺在体表的苗窍为鼻，精

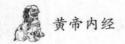

气在肺内隐藏，对应五味中的辛，与金同类，跟五畜中的马、五谷中的稻、四季中的秋相应，在天体为金星，病变多发的部位背部和皮毛，对应五音中的商，成数是九。另外，气味为腥气。

北方的颜色为黑，跟肾相通，肾在体表的苗窍为前后二阴，精气在肾内蕴藏，味道为五味中的咸，跟水同类，对应五畜中的猪、五谷中的豆、四季中的冬季，在天体为水星，多在溪和骨发病，与五音中的羽相应，成数是六。另外，气味为腐气。

因此，善于切按脉象的医生，能认真审察五脏六腑的顺逆变化，条理清晰地总结出阴阳、表里、雌雄之间的相应关系，并紧记于心。这是极宝贵的学术，不是愿意学习的人千万不要传授，不是真心实意学习的人也一定不要传授，以使这种学术传播下去。

卷第二

阴阳应象大论篇第五

【题解】

本文集中论述了阴阳的基本概念和规律，并广泛联系自然界和人体生理、病理变化的诸多征象加以论证，故名阴阳应象大论。本文是《内经》一书中论述"阴阳"基本概念和在医学上予以应用的重要篇章。文中运用阴阳阐明了世界的物质性和事物的矛盾统一规律，并将阴阳五行学说与天、地、人之间的联系进行分类和归纳，从而以阴阳学说指导医疗的应用和实践。

【原文】

黄帝曰：阴阳者，天地之道也，万物之纲纪①，变化之父母②，生杀之本始③，神明之府④也，治病必求于本。故积阳为天，积阴为地。阴静阳躁，阳生阴长，阳杀阴藏。阳化气，阴成形。寒极生热，热极生寒。寒气生浊，热气生清。清气在下，则生飧泄⑤，浊气在上，则生䐜胀⑥。此阴阳反作，病之逆从⑦也。

故清阳为天，浊阴为地。地气上为云，天气下为雨；雨出地气，云出天气。故清阳出上窍；浊阴出下窍；清阳发腠理，浊阴⑧走五脏；清阳实四支，浊阴归六腑。

水为阴，火为阳，阳为气，阴为味。味归形，形归气，气归精，精归化。精食气，形食味，化生精，气生形。味伤形，气伤精，精化为气，气伤于味。阴味出下窍，阳气出上窍。味厚者为阴，薄为阴之阳；气厚者为阳，薄为阳之阴。味厚则泄，薄则道；气薄则发泄，厚则发热。

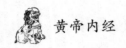

壮火⑨之气衰，少火⑩之气壮，壮火食气，气食少火，壮火散气，少火生气。气味辛甘发散为阳，酸苦涌泄为阴。

阴胜则阳病，阳胜则阴病，阳胜则热，阴胜则寒。重寒则热，重热则寒。寒伤形，热伤气，气伤痛，形伤肿。故先痛而后肿者，气伤形也；先肿而后痛者，形伤气也。

风胜则动，热胜则肿，燥胜则干，寒胜则浮，湿胜则濡泻。

天有四时五行，以生长收藏，以生寒暑燥湿风。人有五脏化五气，以生喜怒悲忧恐，故喜怒伤气，寒暑伤形。暴怒伤阴，暴喜伤阳。厥气上行，满脉去形。喜怒不节，寒暑过度，生乃不固。故重阴必阳，重阳必阴。故曰：冬伤于寒，春必温病；春伤于风，夏生飧泄；夏伤于暑，秋必痎疟；秋伤于湿，冬生咳嗽。

帝曰：余闻上古圣人，论理人形，列别脏腑，端络经脉，会通六合，各从其经；气穴所发，各有处名；豁谷属骨，皆有所起；分部逆从，各有条理；四时阴阳，尽有经纪；外内之应，皆有表里。其信然乎？

岐伯对曰：东方生风，风生木，木生酸，酸生肝，肝生筋，筋生心，肝主目。其在天为玄，在人为道，在地为化。化生五味，道在智，玄生神。神在天为风，在地为本，在体为筋，在脏为肝，在色为苍，在音为角，在声为呼，在变动为握，在窍为目，在味为酸，在志为怒。怒伤肝，悲胜怒；风伤筋，燥胜风；酸伤筋，辛胜酸。

南方生热，热生火，火生苦，苦生心，心生血，血生脾，心主舌。其在天为热，在地为火，在体为脉，在脏为心，在色为赤，在音为徵，在声为笑，在变动为忧，在窍为舌，在味为苦，在志为喜。喜伤心，恐胜喜；热伤气，寒胜热；苦伤气，咸胜苦。

中央生湿，湿生土，土生甘，甘生脾，脾生肉，肉生肺，脾主口。其在天为湿，在地为土，在体为肉，在脏为脾，在色为黄，在音为宫，在声为歌，在变动为哕，在窍为口，在味为甘，在志为思。思伤脾，怒胜思；湿伤肉，风胜湿；甘伤肉，酸胜甘。

西方生燥，燥生金，金生辛，辛生肺，肺生皮毛，皮毛生肾，肺主鼻。其在天为燥，在地为金，在体为皮毛，在脏为肺，在色为白，在音为商，在声为哭，在变动为咳，在窍为鼻，在味为辛，在志为忧。忧伤肺，喜胜忧；热伤皮毛，寒胜热；辛伤皮毛，苦胜辛。

北方生寒，寒生水，水生咸，咸生肾，肾生骨髓，髓生肝，肾主耳。其在天为寒，在地为水，在体为骨，在脏为肾，在色为黑，在音为羽，在声为呻，在变动为栗，在窍为耳，在味为咸，在志为恐。恐伤肾，思胜恐；寒伤血，燥胜寒；咸伤血，甘胜咸。

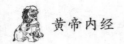
　　故曰：天地者，万物之上下也；阴阳者，血气之男女也；左右者，阴阳之道路也；水火者，阴阳之征兆也；阴阳者，万物之能始也。故曰：阴在内，阳之守也；阳在外，阴之使也。

　　帝曰：法阴阳奈何？岐伯曰：阳胜则身热，腠理闭，喘粗为之俯仰⑪，汗不出而热，齿干以烦冤，腹满死，能冬不能夏。阴胜则身寒汗出，身常清，数栗而寒，寒则厥，厥则腹满死，能夏不能冬。此阴阳更胜之变，病之形能⑫也。

　　帝曰：调此二者奈何？岐伯曰：能知七损八益⑬，则二者可调，不知用此，则早衰之节也。年四十而阴气自半也，起居衰矣；年五十，体重，耳目不聪明矣；年六十，阴痿，气大衰，九窍不利，下虚上实，涕泣俱出矣。故曰：知之则强，不知则老，故同出而名异耳。智者察同，愚者察异，愚者不

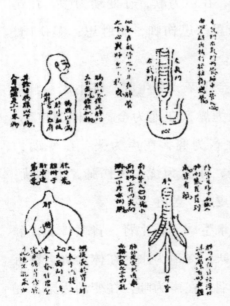

清代王清任《医林改错》中的人体脏器图

足，智者有余，有余则耳目聪明，身体轻强，老者复壮，壮者益治。是以圣人为无为之事，乐恬之能，从欲快志于虚无之守，故寿命无穷，与天地终，此圣人之治身也。

天不足西北，故西北方阴也，而人右耳目不如左明也。地不满东南，故东南方阳也，而人左手足不如右强也。帝曰：何以然？岐伯曰：东方阳也，阳者其精并于上，并于上则上明而下虚，故使耳目聪明而手足不便也。西方阴也，阴者其精并于下，并于下则下盛而上虚，故其耳目不聪明而手足便也。故俱感于邪，其在上则右甚，在下则左甚，此天地阴阳所不能全也，故邪居之。故天有精，地有形，天有八纪⑭，地有五里⑮，故能为万物之父母。清阳上天，浊阳归地，是故天地之动静，神明为之纲纪，故能以生长收藏，终而复始。惟贤人上配天以养头，下象地以养足，中傍人事以养五脏。天气通于肺，地气通于咽，风气通于肝，雷气通于心，谷气通于脾，雨气通于肾。六经为川，肠胃为海，九窍为水注之气。以天地为之阴阳，阳之汗，以天地之雨名之；阳之气，以天地之疾风名之。暴气象雷；逆气象阳。故治不法天之纪，不用地之理，则灾害至矣。

故邪风之至，疾如风雨，故善治者治皮毛，其次治肌肤，其次治筋脉，其次治六腑，其次治五脏，治五脏者，半死半生也。

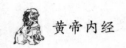

故天之邪气，感则害人五脏；水谷之寒热，感则害于六腑；地之湿气，感则害皮毛筋脉。

故善用针者，从阴引阳，从阳引阴；以右治左，以左治右；以我知彼，以表知里。以观过与不及之理。见微得过，用之不殆。善诊者，察色按脉，先别阴阳；审清浊而知部分；视喘息、听音声而知所苦；观权衡规矩⑯，而知病所主；按尺寸，观浮沉滑涩而知病所生。以治无过，以诊则不失矣！

故曰：病之始起也，可刺而已；其盛，可待衰而已。故因其轻而扬之，因其重而减之，因其衰而彰之⑰。形不足者，温之以气；精不足者，补之以味。其高者，因而越之⑱；其下者，引而竭之⑲；中满者，泻之于内；其有邪者，渍形⑳以为汗；其在皮者，汗而发之；其慓悍者，按而收之㉑；其实者，散而泻之。审其阴阳，以别柔刚，阳病治阴，阴病治阳，定其血气，各守其乡；血实宜决之㉒，气虚宜掣引之㉓。

【注释】

①纲纪：纲领。

②变化之父母：万物变化的根本都不能离开阴阳。

③生杀之本始：生，发生、发展；杀，死亡、消失；本始，根本、由来。

④神明之府：神明，指能使万物发生变化的巨大力

58

量。府，所在之处。

⑤飧泄：指大便泄泻清稀，并有不消化的食物残渣。

⑥膜胀：即胸腹胀满。

⑦逆从：是偏义复词，即逆的意思。

⑧浊阴：此指五脏所藏的精血津液。

⑨壮火：指过于亢盛的阳气，阳气过亢，便是邪火。

⑩少火：指正常状态不亢不卑柔和的阳气。

⑪喘粗为之俯仰：喘急气粗，呼吸困难之状，类似"端坐呼吸"。

⑫形能：能通态。形能即形态。

⑬七损八益：据马王堆汉墓简书系房中术。

⑭八纪：即一年四季的立春、立夏、立秋、立冬、春分、秋分、夏至、冬至八个节气。

⑮五里：指东、南、西、北、中央五方。

⑯观权衡规矩：指四时不同的正常脉象，即冬石（权）、秋毛（衡）、春弦（规）、夏洪（矩）。

⑰衰而彰之：衰，正气衰弱。彰之，指补益法。

⑱其高者，因而越之：高者，病邪壅遏于胸膈以上。越之，指涌吐法。

⑲其下者，引而竭之：下者，指病邪在下部。引而竭之：竭，祛除之意，用荡涤疏利的方法祛邪。

⑳渍形：指用煎药薰蒸、浸浴一类的方法，以取汗

祛邪。

㉑其慓悍者，按而收之；慓悍，比喻疾病来势急猛。按，按摩一类的方法。收，收敛、制伏的意思。

㉒决之：指攻下逐瘀、放血等疗法。

㉓掣引之：指导引、升举补气法。

【语译】

黄帝道：阴阳是宇宙间的普遍规律，是万事万物的纲领和变化之源，是生长和毁灭的根本，也是一切事物新生、成长、变化、消亡的基本规律。所以治疗疾病时，必须探求阴阳这个根本。

用自然界的变化……气重浊下降，聚积为……主成长；阳主肃杀，阴主收敛。阳能产生力量，阴能赋予形体。寒达到了极致就会转化为热，热达到极致就会转化为寒；寒气能产生浊阴，热气能产生清阳。清阳之气下降而不能上

《类经图翼》中的"新改正内景之图"

新改正内景之图

心系七節七節之傍中有小心以腎系十四椎下曲下而上亦七節

舊圖有精道俠脊過肛門且無子宮命門之象皆誤也今改正之

頸骨三節
中脘
膵
尻臏門
精道
溺孔

升，就会发生泄泻症。浊阴之气上升不能下降，就会引发胀满症。这是阴阳的常异变化而导致的疾病的逆顺之别。

因此，大自然的清阳之气上升成为天，浊阴之气下降成为地；地气蒸腾上升成为云，天气凝结下降而为雨；雨是由地气上升后所成的云转变来的，云是由天气所蒸发的水汽形成的。人体也是如此，清阳之气出于耳、目、口、鼻等上窍，浊阴之气出于前、后阴等下窍门；清阳之气向外发泄于腠理，浊阴之气内归于五脏；清阳之气充实四肢，浊阴之气归流于六腑。

以水火划分阴阳，水属阴，火属阳。阳是无形的气，阴则是有形的味，食物属阴。食物能充养身体，而形体的生成又必须依靠气化的功能，功能是由精产生的，也就是说精可以化生功能。精又由气化所产生，因此形体的充养全部依靠饮食，饮食经过生化而形成精，再经过气化作用充养形体。假如饮食不节制，就会损害形体，功能不正常也会亏耗经气，精可以产生功能，饮食没有节制，功能也会受损害。

味属阴，因此从下窍排出；气属阳，因此从上窍泄出。味浓厚的属纯阴，味清淡的属阴中之阳；气坚厚的属纯阳，气薄弱的属阳中之阴。味浓厚可以泻下，味清淡则可通利；气薄弱能渗泻邪气，气坚厚能助阳生热。

阳气亢盛会使元气虚竭，阳气正常会使元气旺盛，因为过盛的阳气会损伤元气，而元气却依靠正常的阳气，所以过盛的阳气会消耗元气，正常的阳气能补充元气。气味之中，凡气味辛甘并具有发散作用的属阳，气味酸苦而有通泄作用的属阴。人体内的阴阳是相对平衡的，假如阴气偏胜，那么阳气就会受到损伤而引发病变；如果阳气偏胜，那么阴气就会耗伤而引发病变。阳偏胜就会表现为热性病，阴偏胜就会表现为寒性病。寒到极致，反而会出现热象；热到极致，反而会出现寒象。

寒邪会损伤形体，热邪会损伤气分。气分受到损耗，会相发疼痛；形体受到损害，会出现肿胀。因此，如果疾病是先疼痛后肿胀的，就是气分先受到损伤，而后牵涉形体；先肿胀而后疼痛的，就是形体先受到损伤，而后影响气分。

体内风邪偏胜，会出现痉挛动摇的现象；热邪偏胜，会出现红肿；燥邪偏胜，会出现干枯；寒邪偏胜，会出现浮肿；湿邪偏胜，会出现濡泻。

自然界因有春、夏、秋、冬四季的更替和木、火、土、金、水五行的变化，而产生了寒、暑、燥、湿、风五种气候，形成了生、长、化、收藏的规律。人有肝、心、脾、肺、肾五脏，五脏之气化生五志，产生了喜、怒、悲、忧、恐五种情绪变化。喜怒等情绪变化，会损伤气，寒暑外侵，会损伤形体。暴怒伤人阴气，暴喜伤人阳气。

气逆上行，充满经脉，则神气浮越，脱离形体。因此，喜怒无节制，或者过寒过热，都会危及生命。

阴极可以转化为阳，阳极可以转化为阴。因此，冬季受到寒邪侵袭，第二年春天就容易罹患温病；春天受到风邪侵袭，夏季就容易罹患飧泄症；夏季受到热邪侵袭，秋天就容易罹患疟疾；秋季受到湿邪侵袭，冬天就容易咳嗽。

黄帝问：我听说上古时代的圣人，讲求人体的形态，分别内在脏腑，了解经脉的分布，交汇贯通六合，各依不同的循环路线起止；经气所注入的部位，各有名称；肌肉交会处和关节连接处，各有起点；分属部位的逆顺，各有一定的条理；四季的阴阳变化，都有一定秩序；外在环境与人体内部的对应，各有表里，这些都是真的吗？

岐伯说：春主东方，阳气上升而生风，风气促进草木生长，木气可以生酸味，酸味能煦养肝气，肝气又能滋养筋，筋柔软能生发心气，肝气上通于目。它在自然界中是精深玄妙的，是人能了解自然界变化的道理，因此能具备无穷的智慧；万事万物精深玄妙，变化神妙莫测。这种神妙莫测的变化，在天为风气，在地为木气，在人体为筋，在五脏为肝，在五色为青色，在五音为角，在五声为呼，在人体的病变为握，在七窍为目，在五味为酸，在情绪上为怒。大怒会伤肝，悲伤可以遏制愤怒；风气会损伤筋，燥气可以平抑风气；酸味会伤害筋，辛味可以平抑酸味。

夏主南方，阳气旺盛而生热，热能生火，火气能生苦味，苦味能滋养心气，心气能化生血气，血气充溢能濡养脾气，心气关联于舌。它的变化在天为热气，在地为火气，在人体为血脉，在五脏为心，在五色为红，在五音为徵，在五声为笑，在人体的病变为忧，在苗窍为舌，在五味为苦，在情绪上为喜。大喜会损伤心，惊恐可以遏制喜悦；热气能损伤气，而寒气可以平抑热气；苦味会伤害气，咸味则能平抑苦味。

长夏主中央，长夏产生湿气，湿气能生土气，土气能生甘味，甘味能充养脾气，脾气能滋长肌肉，肌肉丰腴能充实肺气，脾气关联于口。它的变化在天为湿气，在地为土气，在人体为肌肉，在五脏为脾，在五色为黄，在五音为宫，在五声为歌，在人体的病变为哕，在苗窍为口，在五味为甘，在情绪上为思。思虑损伤脾，怒气可以平抑思虑；湿气会伤害肌肉，而风气可以平抑湿气；甘味可损伤肌肉，酸味能平抑甘味。

秋主西方，秋天产生燥气，燥气能生金气，金气能生辛味，辛味能充养肺气，肺气能滋长皮毛，皮毛润泽能滋养肾气，肺气关联于鼻。它的变化在天为燥气，在地为金气，在人体为皮毛，在五脏为肺，在五色为白，在五音为商，在五声为哭，在人体的病变为咳嗽，在苗窍为鼻，在五味为辛，在情绪上为忧。忧伤会害肺，喜悦可以为平抑忧伤；热会损伤皮毛，寒冷可以平抑热气；辛味会伤害皮毛，苦味能平抑辛味。

冬主北方，科天产生寒气，寒气能生水气，水气能生咸味，咸味能充养肾气，肾气能滋养骨髓，骨髓充实能滋养肝气，肾气关联于耳。它的变化在天为寒气，在地为水气，在人体为骨髓，在五脏为肾，在五色为黑，在五音为羽，在五声为呻，在人体的病变为战栗，在苗窍为耳，在五味为咸，在情绪上为恐。惊恐会伤肾，思虑可以平抑惊恐；寒气会损伤血，燥气能平抑寒气；咸味会损伤血肪，甘味能平抑咸味。

因此说：天和地，分别在万物的上部和下部；阴和阳，如血气与女男之相对待；左和右，是阴阳运行的通道；水和火，水属寒性，火属热性，它们是阴阳的征象。总而言之，阴阳变化是万物生长的原动力。

因此说：阴阳是互相为用的，阴在内部为阳的把守；阳在外部，是阴的役使。

黄帝问：阴阳的法则在人体是如何反映出来的？

岐伯说：如果阳气过盛，身体就会发热，腠理闭合，气精喘促，呼吸困难，身体也会因此而起伏反侧，不出汗且发热，牙齿干燥，心中烦闷，如果还出现腹部胀满的现象，此为死症，属阳性之病，所以冬天姑且能支撑，夏天就经受不了了。如果阴气过盛，身体就会发冷，并且出汗较多，或者身体总是觉得冷，常常打寒战发抖，甚至手足厥逆，如果出现手足厥逆而腹部胀满的现象，此为死症，属阴胜之病，所以夏天姑且能支撑，冬天就经受不了了。上述病状就是阴阳偏胜失衡在人体的变化反映。

黄帝问：如何调摄人体的阴阳呢？

岐伯说：如果能掌握七损八益的养生之道，就可以调摄人体的阴阳，如果不知道这些道理，就会提早衰老。

一般人到四十岁时，体内阴气就已自然削减掉一半了，起居行动上会出现衰老迹象；到五十岁时，会感觉身体笨重，耳不聪、目不明；到六十岁时，阴气萎弱，肾气大大衰减，九窍不能通利，出现下虚上实的现象，还会不时淌眼泪、流鼻涕。

所以说：懂得了这个道理去调摄阴阳的人，身体就健康；不调摄阴阳的人，身体就容易衰老。人原本的身体状况都是相同的，最终却有健康和早衰两种结果。懂得养生之道的人，能发现共有的健康本能；不懂得养生之道的人，只知道身体衰弱时和强健时有所不同。不注重调摄阴阳的人，总是感觉精力不足，而注重调摄阴阳的人，常常感到精力旺盛。精力旺盛则耳聪目明、身轻体壮，原本年迈的老者会变得很健硕，而原本就很年轻的人，身体状况则会更好。

正因为圣人不勉强行事、自寻烦恼。以乐观愉悦为旨趣，总是神清气爽，过着宁静的生活，所以能延年益寿，与天地长存。这就是圣人的养生之道啊。

天之阳气在西北方不足，因此西北方属阴，而人的右耳也就不如左耳敏锐；地之阴气在东南方不足，因此东南方属阳，而人的左手左脚也就不如右手右脚灵活。

黄帝问：为什么会这样？

岐伯说：东方属阳，阳性向上，就人体来说，阳气积聚在上部，上部强盛了下部就必然会虚弱，因而才出现耳聪目明却手脚不灵便的状况；西方属阴，阴气下降，就人体来说，阴气聚积在下部，下部强盛了上部就必然会虚弱，因而才出现手脚灵活却耳不聪、目不明的状况。所以同样是感受了外邪，如果是在上部，那么身体的右侧就会病得较重；如果是在下部，那么身体的左侧就会病得严重。天地阴阳之气不能处处均衡，而人的身体也有阴阳盛虚的区别，所以邪气才能乘虚侵袭人体。

所以天有精气，地有形体；天有八节之纲纪，地有五方的道理，因此天地是万物生长的根本。

阳气轻清上升为天，阴气重浊下凝为地，因此天地的运动和静止，是以阴阳的变化莫测为纲领，而使万物春生、夏长、秋收、冬藏，周而复始，循环不止。

只有通晓这些道理的人能配合天气以养护头，顺就地

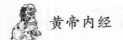

气来保养足，依傍人事去养护五脏。天的轻清之气与肺相通，地的水谷之气与咽相通，风木之气与肝相通，雷火之气与心相通，溪谷之气与脾相通，雨水之气与肾相通。

六经好似河流，肠胃好似大海，九窍为水津之气贯注的地方。如果用天地的阴阳比喻从体的阴阳，那么人的汗，就好像天上降下的雨；人的气，就好像天地间的暴风。而人的怒气，就好像雷霆；逆上之气，就好像阳热的火。故此，调养身体若不取法于天地之理，那疾病就一定会发生。

所以外邪侵害人体，快得就像疾风暴雨一样。关于治病的医生，当病邪还在皮毛时，就会进行治疗；医术平庸的医生，在病邪侵入肌肤时才进行治疗；医术较差的医生，在病邪侵入到筋脉时才进行治疗；医术更差的医生，在病邪侵入到六腑时才进行治疗；医术最差的医生，在病邪已深至五脏时才进行治疗。如果病邪深入五脏，病情就十分严重了，这时只有一半的治愈可能。

人们如果感受了天的邪气，就会伤及五脏；感受了饮食的寒或热，就会损伤六腑；感受了地的湿气，就会损伤皮肉筋脉。因此，善于运用针刺治疗的医生，对于在阳的病，常从阴分引导病邪外出，对于在阴的病，常从阳分引导病邪外出，或取右侧来治疗左侧的病，取左侧来治疗右侧的病，还用自己的正常状态来对比病人的反常状态，并根据病人外部的表征来掌握内部的病变，判断病的太过或不及，这样就能在疾病刚出现的时候，找出病邪的所在进行治疗，不致使病情进展到危险的地步。

因此，关于诊治的医生，通过观察病人气色和脉象，先判断病症的阴阳；审视五色的清浊，就能了解病变发生在哪个部位；通过观察病人的呼吸，倾听病人的声音，就能了解病人的痛苦所在；通过诊视四时的色泽和脉搏，就能得知病在哪个脏腑；通过诊察寸夫的滑涩和寸口的浮沉，就能明确判断发病的原因。如此诊断就不会有错误，治疗也不会失误。

所以说：疾病刚发生时，可用针刺治愈；当病情严重时，则要等病邪稍退后再进行针刺治疗。病情较轻时，应用发散轻扬的方法治疗；病情较重时，应用消减法治疗；气血虚弱的，应用补益法治疗。

形体衰弱的，应该温阳补气；精气不足的，应该用味道浓厚的食物补之，如果病邪在上部，可以用吐法；病邪在下部，可以用疏导的方法；病邪在中部，表现为胀满的，可以用泻下法。

病邪在体表的，可以使用汤药浸渍的方法发汗；病邪在皮肤的，可以用发汗的方法使病邪外泄；病势急暴的，可用按得其次，以制伏之；属实证的，可用散法或泻下法。诊察疾病的阴阳性，以断定治疗方法用刚还是用柔，

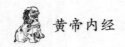

阳病应该治阴，阴病应该治阳；判断病邪在气在血，防止血病损害气，气病损害气，气病损伤血，因此血实的适宜用泻血去，气虚的适宜用导引法。

阴阳离合论篇第六

【题解】

本篇讨论阴经与阳经离合之数，离则为三、合则为一。文中将阳分为太阳、阳明、少阳，将阴分为太阴、少阴、厥阴，皆离也。三阴合为一阴，三阳合为一阳，皆合也。

【原文】

黄帝问曰：余闻天为阳，地为阴，日为阳，月为阴，大小月三百六十日成一岁，人亦应之。今三阴三阳，不应阴阳，其故何也？岐伯对曰：阴阳者，数①之可十，推②之可百，数之可千，推之可万，万之大，不可胜③数，然其要一也。天覆地载，万物方生，未出地者，命曰阴处④，名曰阴中之阴；则出地者，命曰阴中之阳。阳予之正，阴为之主⑤，故生因春，长因夏，收因秋，藏因冬。失常则天地四塞⑥。阴阳之变，其在人者，亦数之可数⑦。

【注释】

①数（shǔ）：点数；计算

70

②推：是推广演绎的意思。

③胜（shēng）：尽。

④阴处：即伏居于地下。马莳："方其未出地者，地之下为阴，处于阴中，命曰阴处。"

⑤阳予之正，阴为之注：予，同"与"。正与主，为互词。高诱："正，主。指阴阳各司其责。有阳气，万物才能生长；有阴气，万物才能成形。

⑥天地四塞：是指自然界中四时阴阳之气失常。张介宾："四塞者，阴阳否隔，不相通也。"

⑦数（shù）之可数（shǔ）：前"数"字为数目，后"数"字同注①。即其数目是可以计算的。

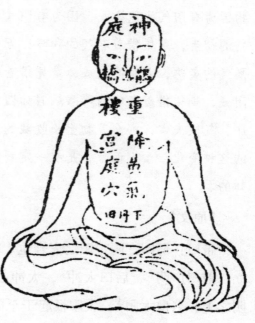

圖面正功內

清代潘霨《却病延年导引图》中的内功正面图

【语译】

黄帝问：我曾听说天属阳，地属

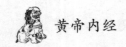

阴，日属阳，月属阴，大月和小月合起来三百六十天而成
为一年，人体也与之相对应。但现在人体的三阴三阳却与
天地阴阳不相对应，这是什么原因呢？

岐伯说：天地阴阳的范畴很广，在实际运用中，经过
进一步推演，可以由十推到百，由百推到千，由千推到
万，甚至一直演绎下去，无穷无尽，但其原则终归只有一
个，那就是对立统一的阴阳之道。

天地之间，万物初生，还没有长出地面的，叫做伏居
阴处，称为阴中之阴；已经长出地面的，叫阴中之阳。万
物因为有阳气才能生长，因为有阴气才能有形体。所以万
物的初生，是凭借着春气的和暖；万物的生长，是凭借着
夏气的炙热；万物的收成，是凭借着秋气的凉爽；万物的
闭藏，是凭借着冬气的严寒。假如四时阴阳失去正常的顺
序，气候失常，那么万物生长收藏的变化也会失常。阴阳
的这种变化，于人而言，是有一定规律，并且可以推测而
知的。

【原文】

帝曰：愿闻三阴三阳之离合也。岐伯曰：圣人南面而
立，前曰广明^①，后曰太冲^②，太冲之地，名曰少阴^③，少
阴之上，名曰太阳^④，太阳根起于至阴^⑤，结于命门^⑥，名
曰阴中之阳。中身而上，名曰广明，广明之下，名曰太
阴，太阴之前，名曰阳明，阳明根起于厉兑^⑦，名曰阴中

之阳。厥阴之表，名曰少阳，少阳根起于窍阴⑧，名曰阴中之少阳。是故三阳之离合也，太阳为开，阳明为阖，少阳为枢⑨。三经者，不得相失也，抟而勿浮⑪，命曰一阳⑪。

【注释】

①广明：阳盛的意思，指属阳的部位。以一身前后言，则前为广明；以一身上下言，则身半以上为广明。张志聪："人皆面南而背北……南面为阳，故曰广明。"

②太冲：指属阴的部位。张志聪："背北为阴，故曰太冲。"

③少阴：张介宾："冲脉并少阴而行，故太冲之地为少阴。"

④少阴之上，名曰太阳：少阴与太阳为表里，少阴为里，太阳为表，阴气在下，阳气在上，故说"少阴之上，名曰太阳。"

⑤太阳根起于至阴：根，指经脉的下端。至阴，穴名，在足小趾外侧端，为足太阳经起始穴位。

⑥结于命门：结，指经脉在上的一端。命门，指睛明穴。《灵枢·根结》："命门者，目也。"

⑦厉兑：穴名，在足大趾侧次趾之端，为足阳明经最下端的穴位。

⑧窍阴：穴名，在小趾侧次趾之端，是足少阳经最下

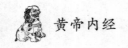

端的穴位。

⑨太阳为开，阳明为阖（hé 盒），少阳为枢：是指太阳主表，阳气发于外，阳明主里，阳气蓄于内，少阳介于表里之间，阳气可出可入的意思。张介宾："太阳为开，谓阳气发于外，为三阳之表也；阳明为阖，谓阳气蓄于内，为三阳之里也；少阳为枢，谓阳气在表里之间，可出可入，如枢机也。"

⑩抟（tuán 团）而勿浮：抟，聚。浮，漂散，不固定。阳脉多浮，此勿浮是指不过于浮。抟而勿浮，就是结合而不散的意思。

⑪一阳：三阳开、阖、枢，是相互为用，密切联系的，所以合起来称为"一阳"。

【语译】

黄帝说：我很想听您说说三阴三阳的离合情况。

岐伯说：圣人面朝南方站立，前方叫广明，后方叫太冲，循行在太冲部位的经脉叫少阴。在少阴经上面的经脉，叫太阳。太阳经下端的起点是足小趾外侧的至阴穴，上端的终结点是睛明穴，因为太阳是少阴之表，所以被称为阴中之阳。如果以人身上部和下部来说，上半身属阳，称广明，广明以下称太阴，趷阴前面的经脉叫阳明。阳明经下端的起点是足大趾侧次趾末端的历兑穴，因为阳明是太阴之表，所以被称为阴中之阳。厥阴是阴气已尽、重新

74

回阳的意思，因此厥阴之表，是少阳经，少阳经下端的起点是窍阴穴，因为少阳居于厥阴之表，所以被称为阴中之少阳。

三阳经脉的离合情况分别是：太阳主表为开，阳明主里为阖，少阳介乎表里之间为枢。但是它们三者并非互不相干，而是互相协调、密切相关的，所以合称为一阳。

【原文】

帝曰：愿闻三阴。岐伯曰：外者为阳，内者为阴，然则中为阴，其冲①在下，名曰太阴，太阴根起于隐白②，名曰阴中之阴。太阴之后，名曰少阴，少阴根起于涌泉③，名曰阴中之少阴。少阴之前，名曰厥阴，厥阴根起于大敦④，阴之绝⑤阳，名曰阴之绝阴。是故三阴之离合也，太阴为开，厥阴为阖，少阴为枢⑥。三经者，不得相失也，抟而

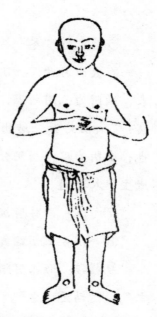

第一图以两手中三指按心窝由左顺揉圆转二十一次

清代潘霨《却病延年导引图》中的第一图——却病延年法

75

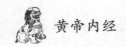

勿沉⑦，名曰一阴⑧。

阴阳㶚㶚⑨，积传⑩为一周，气里形表而为相成也。

【注释】

①其冲：指行于太冲脉部位的少阴经。

②隐白：穴名，在足大趾内侧端，是足太阴经的起始穴位。

③涌泉：穴名，在足心下屈趾宛宛中，为足少阴经的起始穴位。

④大敦：穴名，在足大趾外侧端，为足厥阴经的起始穴位。

⑤绝：作"尽"字讲。

⑥太阴为开，厥阴为阖，少阴为枢：指太阴为三阴之表，厥阴为三阴之里，少阴为太、厥表里出入之间。张介宾："太阴为开，居阴分之表也；厥阴为阖，居阴分之里也；少阴为枢，居阴分之中也。开者主出，阖者主入，枢者主出入之间。"

⑦勿沉：阴脉皆沉，但不得过于沉。

⑧一阴：三阴经气协调统一，合称"一阴"。

⑨㶚㶚：形容阴阳之气运行不息。张介宾："言阴阳之气，运动无已也"。

⑩积传：积，聚。传，指阴阳经气之流传。张介宾："积传为一周，言诸经流传相积，昼夜五十荣而为一

周也。"

【语译】

黄帝说：希望再听您讲述三阴的离合情况。

岐伯说：在外的属阳，在内的属阴，因此在内的经脉为阴经，循行在少阴前面的叫做太阴，其下端走点是足大趾末端的隐白穴，太阴经被称为阴中之阴。

太阴的后面，叫少阴，其起点是足心的涌泉穴，少阴经被称为阴中之少阴。少阴的前面，称厥阴，厥阴经的起点是足大趾末端的大敦穴，因为两阴相合而无阳，厥阴又处在最里面的位置，所以被称为阴之绝阴。三阴经的离合情况分别是：太阴是三阴之表为开；厥阴为主阴之里为阖；少阴介于表里之间为枢。它们三者，并非互不相干，而是互相协调、密切相关的，因此合称为一阴。

阴阳之气，往来运行不息，依次相传于周身，气运于里，形立于表，这就是阴阳离合、表里相成的缘故。

阴阳别论篇第七

【题解】

本篇明确指出四时正常脉象和十二经脉的变化与四时十二月的自然变迁是必须顺应的，并以阴阳学说来辨别脉象，诊断疾病，推测预后。此外，文中还叙述了六经发病

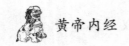

的常见脉象、症状及其预后。

【原文】

黄帝问曰：人有四经，十二从，何谓？岐伯对曰：四经应四时①，十二从应十二月②，十二月应十二脉③。

【注释】

①四经应四时：指肝、心、肺、肾分别应于春、夏、秋、冬四时。《类经》六卷第二十六注："四经应四时，肝木应春，心火应夏，肺金应秋，肾水应冬；不言脾者，脾主四经而土王四季也。"

②十二从应十二月：这里十二从即指十二辰，即子、丑、寅、卯、辰、巳、午、未、申、酉、戌、亥十二地支。王冰注："从，谓天气顺行十二辰之分，故应十二月也。十二月谓春建寅、卯、辰，夏建巳、午、未，秋建申、酉、戌，冬建亥、子、丑之月也。"也就是正月应于寅，二月应于卯，三月应于辰，四月应于巳，五月应于午，六月应于未，七月应于申，八月应于酉，九月应于戌，十月应于亥，十一月应于子，十二月应于丑。

③十二月应十二脉：张志聪注："手太阴应正月寅，手阳明应二月卯，足阳明应三月辰，足太阴应四月巳，手少阴应五月午，手太阳应六月未，足太阳应七月申，足少阴应八月酉，手厥阴应九月戌，手少阳应十月亥，足少阳应十一月子，足厥阴应十二月丑。"

【语译】

黄帝问道：人有四经十二从，指的是什么呢？

岐伯说：四经是与四季相对应的正常脉象，十二从是与十二月相对应的十二经脉。

【原文】

脉有阴阳，知阳者知阴，知阴者知阳，凡阳有五①，五五二十五阳②。所谓阴者，真脏也③，见则为败，败必死也。所谓阳者，胃脘之阳④也。别于阳者，知病处也；别于阴者，知死生之期⑤。三阳在头，三阴在手，所谓一也⑥。别于阳者，知病忌时⑦；别于阴者，知死生之期。谨熟阴阳，无与众某。所谓阴阳者，去者为阴，至者为阳⑧；静者为阴，动者为阳；迟者为阴，数者为阳⑨。

【注释】

①凡阳有五：有胃气的脉象，因五脏的区别而计有五种。阳，指阳脉，此指有胃气之脉。

②五五二十五阳：指五时各有五脏脉象，即上文所言"凡阳有五"的五常脉，再配以五时的相应特点而成二五种。高士宗注："肝脉应春，心脉应夏，脾脉应长夏，肺脉应秋，肾脉应冬。春时，而肝、心、脾、肺、肾之脉，皆有微弦之胃脉；夏时，皆有微钩之胃脉；长夏，皆有微缓之胃脉；秋时，皆有微毛之胃脉；冬时，皆有微石之胃

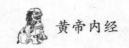

脉。是五五二十五阳"按：关于微弦、微钩、微毛、微石等脉象，详见平人气象论注释。

③所谓阴者，真脏也：五脏属阴，五脏之脉，若无胃气，称为真脏脉，说明五脏败坏，真气将绝。王冰注："五脏为阴，故曰阴者真脏也。然见者，谓肝脉至，中外急，如循刀刃责责然，如按琴瑟弦；心脉至，坚而搏，如循薏苡子累累然；肺脉至，大而虚，如以毛羽中人肤；肾脉至，搏而绝，如以指弹石辟辟然；脾脉至，弱而乍数乍疏，夫如是脉见者，皆为脏败神去，故必死也。"按：以上王冰所举各脏之真脏脏的脉象，俱见于玉机真脏论，详见该篇注释。

④胃脘之阳：《类经》六卷第二十六注："胃脘之阳，言胃中阳和之气。即胃气也，五脏赖之以为根本者也。故人无胃气曰逆，逆者死。脉无胃气亦死，即此之谓。"

⑤别于阳者，知病处也；别于阴者，知死生之期：《类经》六卷第二十六注："能别阳和之胃气，则一有不和，便可知疾病之所。能别纯阴之真脏，则凡遇生克，便可知死生之期也。"

⑥三阳在头，三阴在手，所谓一也：头，指人迎，诊人迎脉可测知三阳经的虚实；手，指寸口，诊寸口脉可测知三阴经的虚实。所以说三阳在头，三阴在手。诊脉的部位，虽有不同，但作为诊察人体疾病的环节，二者是相互

补充的，它们的作用也是统一的。《类经》六卷第二十六注："三阳在头，指人迎也。三阴在手，指寸口也。"又，张志聪对此有不同解释，其注云："此复论十二经脉之阴阳也。手足三阳之脉，手走头而头走足，故曰三阳在头。手足三阴之脉，足走腹而腹走手，故曰三阴在手也。十二经脉虽有手足阴阳之分，然皆一以贯通，手太阴肺脉交于手阳明大肠，大肠交足阳明胃，胃交足太阴脾，脾交手少阴心，心交手太阳小肠，小肠交足太阳膀胱，膀胱交足少阴肾，肾交手厥阴心包络，包络交手少阳三焦，三焦交足少阳胆，胆交足厥阴肝，肝复交于手太阴肺，故所谓一也。"姑从前注。

⑦忌时：疾病的发展，受时间的影响，这是因为某脏之气，在一定的时间里有衰旺之别。《类经》六卷第二十六注："忌时，言气有衰王，病有时忌也。"

⑧去者为阴，至者为阳：此以脉搏之起落分阴阳。脉落为去，脉起为至。

⑨迟者为阴，数者为阳：此以脉搏之快慢分阴阳，平人一呼一吸脉搏跳动四至五次。三次为迟，六次为数。

【语译】

脉有阴阳之分，知道何为阳脉，就能知道何为阴脉，反之，知道何为阴脉，就能知道何为阳脉。

阳脉有五种，分别为春微弦、夏微钩、长夏微缓、秋微毛、冬微石。五时各有五脏的阳脉，因此五时与五脏对应，为二十五种阳脉。阴脉是没有胃气的脉象，叫真脏脉象。真脏脉表示胃气已衰败，一旦出现衰败的征象，即可断定病人一定会死。阳脉是有胃气的脉象。通过诊察阳脉的情况，就能了解疾病所在的位置；通过诊察真脏脉的情况，就能断定病人的死期。

要了解三阳经脉的情况，需要诊察结喉两旁的人迎穴；要了解三阴经脉的情况，需要诊察手鱼际后的寸口。通常在健康状态下，人迎穴和寸口的脉象是统一的。辨识属阳的胃脉，能了解时令气候与疾病的宜忌；辨识属阴的真脏脉，能断定病人的生死期限。临证时应审慎而熟练地辨识阴脉和阳脉，就不会迟疑不决而众说纷纭了。

脉象的阴阳情况是这样的：脉往为阴，脉来为阳；脉静为阴，脉动为阳；脉慢为阴，脉快为阳。

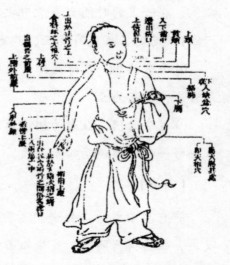

太腸經循行图

【原文】

凡持真脏之脉者，

《刺灸心法要诀》中的肠经循行图

肝至悬绝①，十八日②死。心至悬绝，九日②死。肺至悬绝，十二日②死。肾至悬绝，七日②死。脾至悬绝，四日②死。

【注释】

①悬绝：指脉来孤悬将绝，胃气衰败之象。张志聪注："悬绝者，真脏孤悬而绝，无胃气之阳和也。"

②十八日、九日、十二日、七日、四日：王冰注："十八日者，金木成数之余也；九日者，水火生成数之余也；十二日者，金火生成数之余也；七日者，水土生数之余也；四日者，木生数之余也。"

【语译】

凡是诊断到的没有胃气的真藏脉，比如肝脉来时，或者脉搏微弱，好像一条悬吊着的线，似要断绝，或者急促而生硬，十八天后一定死；心脉来时，孤悬断绝，九天后一定死；肺脉来时，孤悬断绝，十二天后一定死；肾脉来时，孤悬断绝，七天后一定死；脾脉来时，孤悬断绝，四天后一定死。

【原文】

曰：二阳之病发心脾①，有不得隐曲②，女子不月③，其传为风消④，其传为息贲⑤者，死不治。曰：三阳⑥为病，发寒热，下为痈肿，及为痿厥腨㾒⑦，其传为索泽⑧，

83

其传为颓疝⑨。曰：一阳⑩发病，少气、善咳、善泄，其传为心掣⑪，其传为隔⑫。二阳一阴⑬发病，主惊骇、背痛、善噫⑭、善欠⑮，名曰风厥⑯。二阴⑰一阳发病，善胀、心满、善气⑱。三阳三阴⑲发病，为偏枯痿易⑳，四肢不举。

【注释】

①二阳之病发心脾：即胃病多发于心、脾的意思。二阳，指阳明，这里偏重于足阳明胃。《类经》十三卷第六注："二阳，阳明也，为胃与大肠二经。然大肠小肠，皆属于胃，故此节所言，则独重在胃耳。盖胃与心，母子也，人之情欲本以伤心，母伤则害及其子。胃与脾，表里也，人之劳倦，本以伤脾，脏伤则病连于腑，故凡内而伤精，外而伤形，皆能病及于胃，此二阳之病，所以发于心脾也。"另，王冰注："夫肠胃发病，心脾受之。"《医经溯洄集》二阳病论亦云："二阳，阳明也，胃与大肠之脉也，肠胃有病，心脾受之，发心脾，犹言延及于心脾也。虽然脾胃为合，胃病而及脾，理固宜矣，大肠与心，本非合也，今大肠而及心，何哉？盖胃为受纳之腑，大肠为传化之腑，食入于胃，浊气归心，饮入于胃，输精于脾者，以胃之能纳，大肠之能化耳。肠胃既病，则不能受，不能化，心脾何所资乎？心脾既无所资，则无所运化而生精血矣，故肠胃有病，心脾受之，则男为少精，女为不月矣。"

按：以上两种说法，对二阳的解释略同，但前者认为
"发"字为"发于"的意思，即二阳病源于心脾，心脾病
而波及于二阳；后者认为"发"字即"延及"的意思，
是指二阳病可波及心脾，二论之因果相悖，但各从一个方
面论述了脏腑经络在病理上的互相影响，义皆可取。后人
发挥经文之意，于病理运用之中，强调精神活动对肠胃消
化饮食及月经病的影响，多采前说，故此处暂从《类
经》注。

②不得隐曲：有二说。一指二便不通利。如《太素》
卷三阴阳杂说注："隐曲，大小便。"一指阳道病，王冰
注："隐曲，隐蔽委曲之事也，夫肠胃发病，心脾受之，
心受之则血不流，脾受之则味不化，血不流故女子不月、
味不化则男子少精，是以隐蔽委曲之事，不能为也。"按：
土注以隐曲为性的机能，张介宾解释亦同，如《类经》十
三卷第六注："不得隐曲，阳道病也，夫胃为水谷气血之
海，主化营卫而润宗筋。如厥论曰：前阴者，宗筋之所
聚，太阴阳明之所合也。痿论曰：阴阳总宗筋之会，会于
气冲，而阳明为之长。然则精血下行，生化之本，惟阳明
为最，今化原既病，则阳道外衰，故不得隐曲。"按：惟
对不得隐曲（即性机能障碍）起因的解释，王注以为直接
由乎心脾病，张注以为直接源于阳明胃病，因而有所不
同。以上二说不一。《唐书》安禄山传："隐曲常疮。"指

85

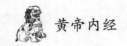

其前阴私处生疮，据此，亦或王注近是。今并存之。

③女子不月：指月经闭止。

④风消：病名。风消，即气消形瘦之谓，风可训气，《广雅》释言："风，气也。"《论衡》感虚篇："夫风者，气也。"此因二阳为病，以致化源日竭，则气少形消，在所必然。又，马莳注："血枯气郁而热生，热极则生风，而肌肉自尔消烁矣，故为之风消。"可参。

⑤息贲（bēn 奔）：病名。指气息喘急奔迫。二阳既病，土不生金，日久则肺病，失于肃降而气息贲急。《类经》十三卷第六注："胃病则肺失所养，故气息奔急，气竭于上，由精亏于下，败及五脏，故死不治。"马莳注："贲，奔同，喘息上奔，痰嗽无宁，此非肺积之息贲，乃喘息而贲。"

⑥三阳：指太阳、包括足太阳膀胱和手太阳小肠。

⑦腨痛（chuǐ yuān 揣渊）：指，小腿肚竣痛。腨，小腿肚，亦称腓。痛，王冰注："竣疼也。"

⑧索泽：楼英注："索泽，即仲景所谓皮肤甲错也。"《类经》十三卷第六注："阳邪在表为热，则皮肤润泽之气必皆消散，是为索泽也。"两注义合，相为补充。

⑨㿉疝：阴囊肿痛为其主症。《类经》十三卷第六注："小肠病者，小腹痛。腰脊控睾而痛，是太阳之传为㿉疝也。"

⑩一阳：指少阳，包括足少阳胆与手少阳三焦二经。

⑪心掣：张志聪注："心虚而掣痛。"又，《素问识》引冯兆张《锦囊秘录》云："古无怔忡之名，名曰心掣者，是也。"暂从前注。

⑫隔：上下阻隔。这里偏指饮食不下，痞隔难通。《类经》十三卷第六注："以木乘土，脾胃受伤，乃为隔证。"

⑬二阳一阴：二阳指阳明，包括足阳明胃与手阳明大肠二经；一阴，指厥阴，包括足厥阴肝与手厥阴心包二经。

⑭噫：嗳气。

⑮欠：呵欠。

⑯风厥：病名。这里作为惊骇、背痛、善噫、善欠诸症的综合与概括。《类经》十三卷第三十注："风厥之义不一，如本篇者，言太阳少阴病也。其在阴阳别论者，云二阳一阴发病名曰风厥，言胃与肝也。……在五变篇者，曰人之善病风厥漉汗者，肉不坚腠理疏也。"按：注文中所谓"本篇"，系指本书评热病论。

⑰二阴：指少阴，包括足少阴肾与手少阴心二经。

⑱善气：常作太息，即在深呼吸的呼气之中，发为叹息。张志聪注："善气者，太息也，心系急则气道约，故太息以伸出之，此三焦气也。"

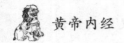

⑲三阳三阴：三阳，指太阳，包括足太阳膀胱与手太阳小肠二经；三阴，指太阴，包括足太阴脾与手太阴肺二经。

⑳痿易（shǐ 史）：即痿弱，弛缓。易，通弛。《礼运》注："盖痿跛之病，皆由筋骨解弛，故云痿易，跛易，易即弛也，……《毛诗》何人斯篇：'我心易也。'《释文》：'易，《韩诗》作施。'《尔雅》释诂：'弛，易也。'《释文》：'施，本作弛。'是易，施，弛古通之证。"

【语译】

通常来说：胃肠有病，会干扰心脾，病人常常有难言的情况，假如是女子就会出现月经不调，甚至闭经的现象。如果时间长了病变转移，或者恶化为"风消"，身体渐渐消瘦；或者恶化为"息贲"，呼吸短而急促，气息上逆，就都无法治愈了。

通常来说：太阳经有病时，会出现寒热的症状，或者下部浮肿，或者两脚软弱无力、逆冷，腿肚酸疼，如果时间长了病变转移，会导致皮肤干枯，或者引发㿉疝。

通常来说：少阳经有病时，生发之气会衰减，容易患上咳嗽和泄泻。如果时间长了病变转移，会出现心虚掣痛，或者食欲不振、隔塞不通等症状。

阳明与厥隐发生病变时，主要症状是惊骇，背痛，经常嗳气、呵欠，这种病叫风厥。

少阴和少阳有病时，会出现腹部胀满，心中烦闷，常常叹气等症状。

太阳和太阴有病时，会出现半身不遂的偏枯症，筋肉萎缩无力，或者四肢不能举动。

【原文】

鼓一阳曰钩，鼓一阴曰毛，鼓阳胜急曰弦，鼓阳至而绝曰石，阴阳相过曰溜①。

【注释】

①鼓一阳曰钩……阴阳相过曰溜：《类经》十三卷第六注："此举五脉之体，以微盛分阴阳，非若上文言经次之阴阳也。鼓，有力也。一阳一阴，言阴阳之微也。脉于微阳而见鼓者为钩，其气来盛去衰，应心脉也。脉于微阴而见鼓者曰毛，其气来轻虚以浮，应肺脉也。鼓动阳脉胜而急者曰弦，其气来端直以长而不至其急，应肝脉也。鼓阳至而绝者，阳之伏也，脉名曰石，其气来沉以搏，应肾脉也。阴阳相过，谓流通平顺也，脉名曰溜，其气来柔缓而和，应脾脉也。

【语译】

按压脉搏时，脉搏在指下鼓动，来势强盛，去势衰弱，叫钩脉；脉搏在指下无力，来势轻浮，叫毛脉；脉搏有力而紧绷，好似琴瑟的弦，叫弦脉；脉搏有力却必须用力按压，轻按不足，叫石脉；不是十分无力，也不是十分有力，来往柔和，流通顺滑，叫滑脉。

【原文】

阴争于内，阳扰于外，魄汗未藏，四逆而起①，起则熏肺，使人喘鸣②。阴之所生，和本曰和③。是故刚与刚，阳气破散④，阴气乃消亡；淖⑤则刚柔不和，经气乃绝。

【注释】

①魄汗未藏，四逆而起：此应上文"阳扰于外"，出汗过多，失于闭固，阳气外泄，以致四肢逆冷。魄汗，即身体汗出。四逆，四肢逆冷。

②起则熏肺，使人喘鸣：此应上文"阴争于内"而言，阴气内争，则气血不从，扰动肺气，故令人喘鸣。熏，动之假字，即动也。俞正燮曰："《史记》酷吏列传云：舞文巧底下户之猾，以熏大豪。索隐云：以熏逐大豪也。案《汉书》作以动大豪。注师

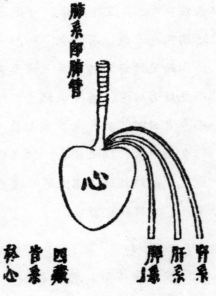

明代张介宾《类经图翼》脏腑图中的心脏图

古云：讽动也。动与熏形近矣。"

③和本曰和：阴阳平衡才能达到机体的正常。前一"和"字，作调和解。本，即指阴阳。后一"和"字，为肌体平和无恙的意思。

④刚与刚，阳气破散：《类经》十三卷第六注："此言偏阳之为害也。刚与刚，阳之极也。以火济火，盛极必衰，故阳气反为之破散。"

⑤淖（nàu 闹）：原意为湿濡，这里借指阴盛。吴崑注："此言偏阴之害。淖，谓阴气太过潦淖也。"

【语译】

阴气争盛于内，阳气扰乱于外，大量出汗，四肢厥冷，寒气就会伤肺，使人喘息有声。

阴精之所以能够不断产生，根本在于阴阳两气的调和。假如以刚与刚，阳气过盛就会破散，阴气也会消亡；如果阴气独盛，寒湿偏胜，属刚柔不和，也会导致经脉气血的衰竭。

【原文】

死阴①之属，不过三日而死，生阳①之属，不过四日而已。所谓生阳、死阴者，肝之心，谓之生阳；心之肺，谓之死阴；肺之肾，谓之重阴②；肾之脾，谓之辟阴③，死不治。

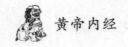

【注释】

①死阴、生阳：病邪在五脏的传变，以五行相克次序而传的，称为死阴，以五行相生次序而传的，称为生阳。张志聪注："五脏相克而传谓之死阴，相生而传谓之生阳。"

②肺之肾、谓之重阴：肺传于肾，为金水相传，因金生水，本属生阳，但二脏皆为牝脏，在五脏中皆属阴，所以这里称为重阴。马莳注："以肺乘肾，乃母来乘子，阴以乘阴，谓之重阴，病日深矣。"张志聪注："肺之肾，亦生阳之属，因肺肾为牝藏，以阴传阴，故名重阴。"

③肾之脾，谓之辟（pì 闢）阴：辟，通闢，开拓、扩散的意思。《类经》十三卷第六注："辟，放辟也。土本制水，而水反侮脾，水无所畏，是为辟阴，故死不治。"

【语译】

患上属于死阴之类的疾病，超不过三天就会死亡；患上属于生阳之类的疾病，超不过四天就会死亡。

生阳和死阴是这样的：如果肝病转移到心，是木生火，得其气，叫生阳；如果心病转移到肺，火克金，金为火所灭，叫死阴；如果肺病转移到肾，肺和肾同属阴，两阴相并，叫重阴；如果肾病转移到脾，就是肾水反过来欺侮脾土，这叫辟阴，是不能治愈的死症。

【原文】

结阳者，肿四肢①；结阴者，便血一升，再结二升，三结三升②；阴阳结斜③，多阴少阳曰石水④，少腹肿；二阳结谓之消⑤；三阳结谓之隔⑥；三阴结谓之水；一阴一阳结谓之喉痹⑦。

【注释】

①结阳者，肿四肢：结，郁结的意思。《圣济总录》："夫热盛则肿，而四肢为诸阳之本，阳结于外，不得行于阴，则邪热菀于四肢，故其证为肿，况邪在六腑，则阳脉不和，阳脉不和则气留之，以其气留，故为肿也。"

②结阴者，便血一升……三结三升：《圣济总录》："夫邪在五脏，则阴脉不和，阴脉不和则血留之。结阴之病，以阴气内结，不得外行，血无所禀，渗入肠间，故便血也。"又，马莳注："营气属阴，营气化血，以奉生身，惟阴经既结，则血必瘀眠，而初结则一升，再结则二升，三结则三升，结以渐而加，则血以渐而多矣。"按：以上二注，皆以阴结而血瘀于内为释，俱得经旨，义互发明，并可参。

③阴阳结斜：即邪气结于阴阳两部分。斜，同邪。

④石水：水肿病的一种。《金匮要略》："石水，其脉自沉，外证腹满不喘。"

⑤消：此指消渴病。《类经》十三卷第六注："阳邪

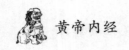

留结肠胃，则消渴善饥，其病日消。"

⑥隔：上下不通，此偏指便闭。

⑦喉痹：病名，喉肿而闭阻气道，故称喉痹。《类经》十三卷第六注："痹者。闭也。"

【语译】

若邪气在阳经郁结，就会引起四肢肿胀；邪气在阴经凝结，阴经的气血受阻，就会导致大便出血，轻的便一升，重的便二升，更严重的便三升；阴经阳经都有邪气郁结，而阴经的稍重，就会引发"石水"病，出现小腹肿胀的症状；邪气在足阳明胃经和手阳明大肠经都结，肠和胃都会生热，就会引发消渴症；邪气在足太阳膀胱经和手太阳小肠经郁结，通常会引发上下闭塞不通的隔症；邪气在足太阴脾经和手太阴肺经郁结，会引发水肿症；邪气在厥阴经和少阳经郁结，会引发喉痹病。

【原文】

阴搏阳别①，谓之有子；阴阳虚肠澼死；阳加于阴谓之汗②；阴虚阳搏谓之崩③。三阴俱搏，二十日夜半死；二阴俱搏，十三日夕时死；一阴俱搏，十日平旦死；三阳俱搏且鼓，三日死；三阴三阳俱搏，心腹满，发尽④，不得隐曲，五日死；二阳俱搏，其病温，死不治，不过十日死。

【注释】

①阴搏阳别：王冰注："阴，谓尺中也；搏，谓搏触于手也，尺脉搏击与寸口殊别，阳气挺然，则为有妊之兆。"又，《类经》六卷第二十三注："阴，……手少阴也，或兼足少阴而言亦可，盖心主血，肾主子宫，皆胎孕之所主也。搏，搏击于手也。阳别者，言阴脉搏手，似乎阳邪，然其鼓动滑利，本非邪脉，盖以阴中见阳而别有和调之象，是谓阴搏阳别也。"

②阳加于阴谓之汗：《类经》六卷第二十九注："阳言脉体，阴言脉位，汗液属阴，而阳加于阴，阴气泄矣，故阴脉多阳者多汗。"

③阴虚阳搏谓之崩：崩，指出血多而急，势如山崩。《类经》六卷第二十九注："阴虚者，沉取不足。阳搏者，浮取有余，阳实阴虚，故为内崩失血之症。"

④发尽：指腹胀发作到极点。吴崐注："尽，极也。发尽，胀满之极也。"

【语译】

阴脉跳动有力，和阳脉有显著区别，表明已怀孕；阴阳脉（尺脉、寸脉）都虚弱，同时患有痢疾的，是死症；阳脉胜于阴脉，会出汗，阴脉虚弱而阳脉强盛，火迫使血循行，如果是妇女就会发生血崩病。

肺脾之脉都搏击于指下，大概二十天后的半夜就会死

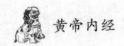

亡；心肾之脉都搏击于指下，大概十三天后的傍晚时分就会死亡；心包络和肝经之脉都搏击于指下，大概十天后的清晨就会死亡；膀胱小肠之脉都搏击于指下，且过于有力的，三天后就会死亡；三阴三阳之脉都搏击于指下，心腹胀满，阴阳之气发泄殆尽，大小便不利，五天后就会死亡；胃和大肠之脉都搏击于指下，如果患有温病，则不能治愈，十天后就会死亡。

卷第三

灵兰秘典论篇第八

【题解】

本篇讨论了人身十二脏腑的生理功能，指出了心的主宰作用。并说明了各个脏器的相互联系，从而证明人体是完整的统一体。

【原文】

黄帝问曰：愿闻十二藏①之相使②，贵贱何如？岐伯对曰：悉乎哉问也！请遂言之。心者，君主之官也，神明出焉。肺者，相傅之官③，治节④出焉。肝者，将军之官，谋虑出焉。胆者，中正之官，决断出焉。膻中⑤者，臣使⑥之官，喜乐出焉。脾胃者，仓廪⑦之官，五味出焉。大肠者，传道⑧官，变化出焉。小肠者，受盛之官，化物⑨出焉。肾者，作强⑩之官，伎巧⑪出焉。三焦者，决渎⑫之官，水道出焉。膀胱者，州都之官，津液藏焉，气化⑬则能出矣。凡此十二官者，不得相失也。故主明则下安，以此养生则寿，殁世不殆，以为天下则大昌；主不明则十二官危，使道⑭闭塞而不通，形乃大伤，以此养生则殃，以为天下者，其宗大危。戒之戒之！

至道在微，变化无穷，孰知其原？窘⑮乎哉！消⑯者瞿瞿⑰，孰知其要？闵闵⑱之当，孰者为良？恍惚之数，生于毫氂，毫氂之数，起于度量，千之万之，可以益大，推之大之，其形乃制。

黄帝曰：善哉！余闻精光⑳之道，大圣之业㉑，而宣明大道，非斋戒㉒择吉日，不敢受也。黄帝乃择吉日良兆，而藏灵兰之室，以传保焉。

【注释】

①十二藏：是指心、肺、肝、脾、肾、膻中、胆、胃、大肠、小肠、三焦、膀胱十二脏器。

②相使：指十二脏腑的功能及其相互联系。

③相傅之官，相傅，古代官名，辅助君主而治国者，如相国、宰相。

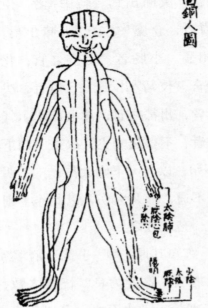

明嘉靖《针灸聚英》三铜人
图中的正面铜人图

④治节：治理、调节的意思。

⑤膻中：指心包络。

⑥臣使：即内臣，因膻中贴近于心，故为心的臣使。

⑦仓廪：贮藏粮食的仓库。

⑧传道：道，同"导"。传道，转送运输。

⑨化物：指小肠对食物进行消化，并吸收其精微的功能。

⑩作强：作用强力，即指能力充实。

⑪伎巧：伎，同技，指多能；巧，精巧的意思。

⑫决渎：张介宾注："决，通也；渎，水道也。"

⑬气化：指气的运动而产生的生理变化。

⑭使道：脏腑相使之道，即十二脏腑相互联系的道路。

⑮窘：困难的意思。

⑯消：《太素》作"肖"，肖，小、微的意思。

⑰瞿瞿：《太素》作"濯濯"。濯濯，不易审察的意思。

⑱闵闵：王冰注："深完也。"

⑲毫氂：氂，同"厘"。毫厘，形容极微小。

⑳精光：纯粹光明的意思。

㉑大圣之业：高世栻注："主明下安，犹之大圣之业也。

㉒斋戒：洗心称斋，远欲曰戒。

【语译】

黄帝问：我想听你讲述人体十二脏腑互相配合的情况，它们之间有主次之别吗？

岐伯回答说：您问的很具体，现在就让我说说吧。心，就好似君主，主管全身，人的精神情志等一切思维活动都由此产生。肺，就好似辅佐君主的宰相，因主一身之气而调节全身活动。肝，就好似勇武的将军，智谋策略由此而出。胆，就好似负责下决策的官员，具有决断力。膻中，就好似侍奉君主的内臣，护卫心并接受它的指令，心志的喜乐全靠它传出。脾和胃，就好似管理仓库的官员，掌管着食物的受纳与消化，五味的营养就是通过它们才被消化、吸收和运输的。大肠，就好似传递人员，负责输送食物中的废物，使其转变成粪便，排出体外。小肠，就好似受盛的官员，负责承受胃里下行的食物，并再次进行分

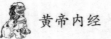

化清浊。肾，就好似士兵，没有它智慧和技巧得不到发挥。三焦，就好似总管，它能使人全身的水道通畅。膀胱，就好似地方官员，负责存藏津液，通过气化作用，才能手乍尿。

上面所说的这十二官，虽然职责不同，但它们必须协调统一，不可相互脱离。

因此如果君主英明通达，臣子们也会安定正常，用这个道理来养生，就能长寿，一辈子也不会出现严重的疾病，以这个道理治国，就能使国家繁盛。假如君主不英明通达，十二官就会有危险，也就是说心功能失常，则十二脏腑的功能必将发生紊乱，各个器官无法正常发挥职能，人的生命就会受到严重危害。这时就无从谈养生，更不能延长寿命了，只会引来病患，缩短寿命。同样的道理，昏庸的君主治理天下，政权就岌岌可危，一定要提高警惕啊！

深奥的道理精妙难测，其变化也无穷无尽，谁能了解它的根源呢？确实非常困难！有学问的人勤勉探求，可是谁能了解它的精要？那些道理晦涩难懂，仿佛被遮掩了一样，怎么能知道它的精华是什么呢！那难明之数，由毫厘的微小数目产生，可毫厘也是由更小的度量产生的，只是它们积少成多，并成千上万倍地扩大、增加，才演变成了万事万物。

黄帝说：说得好！我听到了精粹透彻的理论，这真是圣人成就事业的根本啊！如此明白晓畅的宏大理论，假如不专心修省并选择良辰吉日，实在不敢接受它。

于是黄帝挑选吉日把这些理论珍藏在灵台兰室内，以便于保存并传于后世。

六节脏象论篇第九

【题解】

本篇首论天度、气数，继论脏象、脉象，着重说明了人体内在脏腑与外界环境的密切关系。

【原文】

黄帝问焉："余闻天以六六①之节，以成一岁，人以九九制会②，计人亦有三百六十五节③，以为天地久矣，不知其所谓也？岐伯对曰：昭乎哉问也！请遂言之。夫六六之节，九九制会者，所以正天之度④，气之数⑤也。天度者，所以制日月之行也；气数者，所以纪化生之用也。天为阳，地为阴，日为阳，月为阴，行有分纪⑥，周有道理⑦，日行一度，月行十三度而有奇焉，故大小月三百六十五日而成岁，积气余而盈闰矣。立端⑧于始，表正⑨于中，推余于终，而天度毕矣。

帝曰：余已闻天度矣，愿闻气数何以合之？岐伯曰：

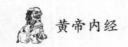

天以六六为节，地以九九制会；天有十日⑩，日六竟而周甲⑪，甲六复而终岁，三百六十日法也。夫自古通天者，生之本，本于阴阳，其气九州、九窍，皆通乎天气，故其生五，其气三，三而成天，三而成地，三而成人，三而三之，合则为九，九分为九野，九野为九藏；故形藏四，神藏五⑫，合为九藏以应之也。

帝曰：余已闻六六九九之会也，夫子言积气盈闰，愿闻何谓气？请夫子发蒙解惑焉！岐伯曰：此上帝所秘，先师传之也。帝曰：请遂闻之。岐伯曰：五日谓之候⑬，三候谓之气⑭，六气谓之时，四时谓之岁。而各从其主治⑮焉。五运相袭，而皆治之，终期⑯之日，周而复始，时立气布，如环无端，候亦同法。故曰：不知年之所加，气之盛衰，虚实之所起，不可以为土矣。

帝曰：五运之始，如环无端，其太过不及何如？岐伯曰：五气更立，各有所胜，盛虚之变，此其常也。帝曰：平气何如？岐伯曰：无过者也。帝曰：太过不及奈何？岐伯曰：在经有也。

帝曰：何谓所胜？岐伯曰：春胜长夏，长夏胜冬，冬胜夏，夏胜秋，秋胜春，所谓得五行时之胜，各以气命其藏。帝曰：何以知其胜？岐伯曰：求其至也，皆归始春。未至而至，此谓太过，则薄所不胜，而乘所胜也，命曰气淫。不分邪僻内生工不能禁⑰。至而不至，此谓不及，则所胜妄行，而所生受病，所不胜薄之也，命曰气迫。所谓求其至者，气至之时也。谨候其时，气可与期；失时反候，五治不分，邪僻内生，工不能禁也。

帝曰：有不袭乎？岐伯曰：苍天之气，不得无常也。气之不袭，是谓非常，非常则变矣。帝曰：非常而变奈何？岐伯曰：变至则病，所胜则微，所不胜则甚，因而重感于邪，则死矣。故非其时则微，当其时则甚也。

帝曰：善。余闻气合而有形，因变以正名。天地之运，阴阳之化，其于万物，孰少孰多，可得闻乎？岐伯曰：悉哉问也！天之广不可度，地之大不可量，大神灵问^⑱，请陈其方。草生五色，五色之变，不可胜视；草生五味，五味之美，不可胜极。嗜欲不同，各有所通。天食人以五气，地食人以五味。五气入鼻，藏于心肺，上使五色修明，音声能彰；五味入口，藏于肠胃，味有所藏，以养五气，气和而生，津液相成，神乃自生。

帝曰：藏象何如？岐伯曰：心者，生之本，神之变也；其华在面，其充在血脉，为阳中之太阳，通于夏气。肺者，气之本，魄之处也；其华在毛，其充在皮，为阳中之太阴，通于秋气。肾者，主蛰^⑲，封藏^⑳之本，精之处也；其华在发，其充在骨，为阴中之少阴，通于冬气。肝者，罢极^㉑之本，魂之居也；其华在爪，其充在筋，以生血气，其味酸，其色苍，此为阳中之少阳^㉒，通于春气。

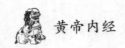

脾、胃、大肠、小肠、三焦、膀胱者，仓廪之本，营之居也，名曰器，能化糟粕，转味而入出者也；其华在唇四白㉓，其充在肌，其味甘，其色黄，此至阴之类，通于土气。凡十一藏，取决于胆也。

故人迎一盛病在少阳，二盛病在太阳，三盛病在阳明，四盛已上为格阳。寸口一盛病在厥阴，二盛病在少阴，三盛病在太阴，四盛已上为关阴㉔。人迎与寸口俱盛四倍已上为关格㉕，关格之脉赢㉖，不能极于天地之精气，则死矣。

【注释】

①六六：六十日为一甲子，是为一节。"六六"就是六个甲子。

②人以九九制会：指人与地以九窍、九州为准度，以配合天之六六之节。

③节：指腧穴。是人体气血交会出入的地方。

④度：指周天三百六十五度。

⑤数：指一年二十四节气的常数。

⑥分纪：即天体所划分的区域和度数。

⑦周有道理：周，指环周。道理，指轨道。周有道理，指日月环周的运行有一定的轨道。

⑧立端：端，指岁首。立端，即确定冬至节。

⑨表正：表，即圭表，古代天文仪器之一。正，是校

正或确实。

⑩天有十日：天，指天干。十日，指甲、乙、丙、丁、戊、己、庚、辛、壬、癸十个天干。

⑪日六竟而周甲：即十个天干与十二个地支相合，凡六十日为甲子一周。

⑫形藏四，神藏五：形藏，指藏有形之物的脏器，即胃，大肠、小肠、膀胱。神藏，指藏神的脏器，即心藏神、肝藏魂，脾藏意，肺藏魄，肾藏志。

⑬候：指气候。

⑭气：指节气，三候为一节气。

⑮主治：主管，当令。

⑯终期（jī音基）：一周年的意思。

⑰不分邪僻内生工不能禁：根据各家注解，此十字系错简，故不作语译。

⑱大神灵问：指所提问题涉及天地阴阳，变化莫测，微妙难穷的大问题。

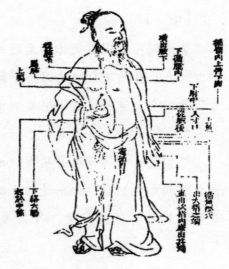

《刺灸心法要诀》中的肺经循行图

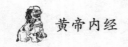

⑲蛰：指冬眠伏藏之虫。在此比喻肾气闭藏和藏精的功能。

⑳封藏：贮藏。

㉑罢（pí音疲）极：罢，通疲。罢极：劳困的意思。

㉒阳中之少阳：《灵枢·阴阳系日月》篇说："肝为阴中之少阳"。似妥。

㉓唇四白：口唇四周的白肉。

㉔关阴：气血盛溢于三阴，与三阳隔绝，不相交通，故称关阴。

㉕关格：此指脉象，为阴阳俱盛之脉。阴关于内，阳格于外。

㉖赢（yíng音盈）：作"有余"或"太过"解。

【语译】

黄帝问：我听说天体的运行是以六个甲子为一年，人体以九九极数的变化与之对应，同时人又有三芒六十五穴与天地配合，这些说法很早就听说了，但其中的道理是什么呢？

岐伯说：你问得真高明啊！请让我详细地说说吧。六六之节和九九制会，分别是用来确定天度和气数的。天度是计算日月行程的尺度。气数是用来表明万物生化之节气的。

天属阳，地属阴；日属阳，月属阴。日月的运行有一定的位置和秩序，其环周也有一定的轨道。太阳一个昼夜运行一度，月亮一个昼夜运行十三度多，因此大月、小月共计三百六十五天为一年，因为月份不足，节气有余，而产生了闰月。

确定冬至为一年节气的起始，用圭表测量日影，推算正中气的时间，根据日月的运行来推算节气，直至一年的末尾，这样，整个天度的变化就能全部算出来了。

黄帝说：我已经了解天度了，还想了解气数是如何与天度相配合的。

岐伯说：天以六十日为一节，六节就是一年，地以九九之数配合天道，天有十干，代表十日，十干循环六次就是一个甲子，甲子循环六次就是一年，这是三百六十日的计算方法。

从古至今，一切生物都以天气为生命存在的本源，而这个本源就是天地阴阳的变化。地有九州，人有九窍，都是与天气相通的。天生化出五行，阴阳又依据盛衰消长各自分而为三。三气合成为天，三气合成为地，三气合成为人，天、地和人各分为三，三三合为九气，在地划分为九州，在人体分为九脏，即胃、大肠、小肠、膀胱四个"形脏"和肝、心、脾、肺、肾五个"神脏"，以与天度节气相通。

黄帝说：我已经懂得了六六与九九相通的道理，先生

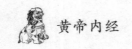

说把有余的气累积起来就产生了闰月，我想听您说说什么是气？请您启发我，解除我的困惑！

岐伯说：这是古代的帝王保密珍藏的理论，是先师教授给我的。

黄帝说：请将全部都说给我听吧。

岐伯说：五天为一候，三候为一个节气，六个节气为一个季节，四个季节为一年，一年四季：各随其五行的配合而分别主宰当年的气候。五行按木、火、土、金、水的次序随时间的变化更迭推移，各有主宰时令的时候，一年结束后，再重新循环。一年四季中的二十四个节气递相承袭，如圆环般循环往复，而节气中的各候也是如此推移相袭的。因此说，如果不知道当年主客气加临之期、气的盛衰、虚实的起因等情况，就不能做个高明的医生。

黄帝说：五行递相承袭，循环往复，好像圆环一样没有终结，它的太过和不及的情况如何呢？

岐伯说：五行之气更迭主宰季节，各有胜克，因而有盛衰的变化，这是正常现象。

黄帝问：平气是怎样的呢？

岐伯说：平气就是既没有太过的情况，也没有不及的情况。

黄帝问：太过和不及的情况是怎样的呢？

岐伯说：经书中已有关于这方面内容的记载。

黄帝说：所胜是什么意思？

　　岐伯说：春胜长夏，长夏胜冬，冬胜夏，夏胜秋，秋胜春，这是五行之气以时相胜的情况。而人体的五脏就是根据这五行之气的属性来命名的。

　　黄帝说：它们之间的相胜情况，怎样才能知道呢？

　　岐伯说：首先要推算气候到来的时间，通常以立春为起始，向下推算。假如时令没到而气候先来到，就是太过，如果某气太过就会侵犯其原所不胜之气，欺辱其所胜之气，就叫气淫；时令已到可气候没到，就是不及，如果某气不及，那么其所胜之气将因无所制约而妄行，其所生之气则会因没有得到濡养而衰弱，其所不胜之气则会趁机加倍逼迫，这叫气迫。要想知道气候到来时间的早晚，就要根据时令的变化来推测。严格遵守时令的变化，就能准确预测气候到来的时间。假如弄错时令或者违背时令和气候之间的对应关系，而不能分辨五行之气到来的时间，当邪气内侵，病害危及于人的时候，即使是医术高明的医生也控制不了疾病了。

　　黄帝说：五行之气会出现不按次序更替的情况吗？

　　岐伯说：五行之气在四时中的分布不能没有规律。五行之气不按规律递相承袭，就是反常，反常就会变而为害。

　　黄帝说：出现反常变而为害会怎样呢？

岐伯说：会使人发生疾病。如果在某一时令出现的反常气候为当旺之气之所胜者，那么病情会较轻；反常气候为当旺之气之所不胜者，病情就会较重。如果同时再感受别的病邪，就会死亡。因此反常气候的出现，不在其所克制的某气当旺之时令，病就轻微，若恰在其所克制的某气当旺之时令发病，则病深重。

黄帝说：说得好！我听说因为天地之气相合而产生了万物，又因为天地之气变化多端，所以万物形态各异、名称不同。在万物生成过程中，天地的气运和阴阳变化，哪个作用大，哪个作用小，您能说说吗？

岐伯说：你问的真具体啊！天十分广阔，无法测度，地十分博大，很难计量，可是既然您这样伟大神灵的圣主发问，我就来谈谈其中的道理吧。自然界的草木呈现出五色，而五色的变化，是难以看尽的；草木生成五味，而五味的甘美，是品尝不完的。人们对五色五味各有偏好，而五色五味分别与五脏相通。天为人们提供五气，地为人们提供五味。五气从鼻进入人体，蓄藏在心肺之中，其气上升，能使人面部五色润泽，声音响亮。五味进入口中，藏于肠胃之中，经过消化和吸收，五味的精华灌注到五脏，滋养五脏之气，五脏之气调和就能维持机体的生化功能，津液随之生成，神气也就在此基础上自然产生了。

黄帝说：脏象是怎样的？

岐伯说：心是生命的根本，是精神意识存在的地方，其容华表现在面部，所充实并滋养的组织是血脉，为阳中的太阳，与夏气相通应。

肺是气的根本，是魄所蓄藏的地方，其容华表现在毫毛，所充实并滋养的组织是皮肤，为阳中的太阴，与秋气相通应。

肾主蛰伏，是闭藏精气的根本，是精气的存在之所，其容华表现在头发，所充实并滋养的组织是骨骼，为阴中之少阴，与冬气相通应。

肝是人体耐受疲劳的根本，是魂的寄居之地，其容华表现在爪甲，所充实并滋养的组织是筋，能生养血气，其味为酸，其色为苍青，为阳中之少阳，与春气相通应。

脾、胃、大肠、小肠、三焦、膀胱是水谷所藏的根本，为营气存留之所，因有着盛储食物的器具般的功用，所以被称为器。它们能吸纳饮食水谷的精华，排出糟粕，负责食物的转化、吸纳和排泄。其容华表现在口唇周围的白肉，所充实并滋养的组织是肌肉，其味为甘，其色为黄，属至阴一类，与土气相通应。

上述诸脏腑作用的发挥，都取决于胆气的升发。

如果人迎脉比平时大一倍，那么病在少阳；大两倍，病在太阳；大三倍，则病在阳明；大四倍以上，是阳气太盛，而无法与阴气相交通，这是格阳。

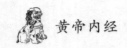

如果寸口脉比平时大一倍，那么病在厥阴；大两倍，病在少阴；大三倍，病在太阴；大四倍以上，是阴气太胜，不能与阳气相交通，这是关阴。

如果人迎脉和寸口脉都比平常大四倍以上，是阴气和阳气都极盛，不能相通，这是关格。如果关格之脉衰竭到不能通达天地精气的地步，就必死无疑。

五脏生成篇第十

【题解】

本篇运用五行学说，以五脏为中心讨论五脏与脉、皮、肉、筋、骨、毛发、爪甲相配属的关系。其中五色之脉，实为五脏之脉。所提"诊病之始，五决为纪，欲知其始，先建其母"的论点，颇具影响。

【原文】

心之合①脉也，其荣②色也，其主③肾也。肺之合皮也，其荣毛也，其主心也。肝之合筋也，其荣爪也，其主肺也。脾之合肉也，其荣唇也，其主肝也。肾之合骨也，其荣发也，其主脾也。

【注释】

①合：即配合。心、肝、脾、肺、肾五脏在内，脉、

筋、肉、皮、骨五体在外，外内表里相合，所以叫心合脉、肺合皮等。

②荣、荣华，五脏精华表现于外的色泽。

③注：受制约的意思。以五行相克理论说明五脏之间有相互制约的作用。

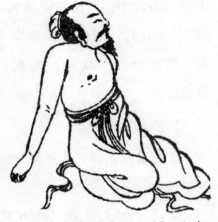

明代高濂《遵生八笺》陈希夷导引坐功图中的大寒十二月坐功图

【语译】

心脏与脉相配合，其荣华表现在面色，肾脏能制约心脏。

肺与皮肤相配合，其荣华表现在毫毛，心脏能制约肺脏。

肝脏与筋相配合，其荣华表现在爪甲，肺脏能制约肝脏。

脾脏与肉相配合，其荣华表现在口唇，肝脏能制约脾脏。

肾脏与骨相配合，其荣华表现在头发，脾脏能制约肾脏。

【原文】

是故多食咸，则脉凝泣^①而变色；多食苦，则皮槁而

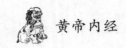

毛拔；多食辛，则筋急而爪枯；多食酸，则肉胝䐴②而唇揭③；多食甘，则骨痛而发落。此五味之所伤也。故心欲苦，肺欲辛，肝欲酸，脾欲甘，肾欲咸。此五味之所合也。

【注释】

①脉凝泣：泣，音义同"涩"。脉凝泣，就是血脉流行不畅通。

②胝（zhī 知）䐴（zhòu 咒）：胝，皮厚。䐴，皱也。胝䐴，即皮厚而皱缩。

③揭：掀起。

【语译】

因此过多进食咸味，会导致血脉凝滞，面色发生变化；过多进食苦味，会导致皮肤干燥，毫毛脱落；过多进食辛味，会导致筋脉拘急，爪甲干枯；过多进食酸味，会导致肌肉粗硬皱缩，口唇干裂掀起；过多进食甘味，会导致骨骼疼痛，头发脱落。这些损伤都是因为偏好五味而造成的。所以心喜好苦味，肺喜好辛味，肝喜好酸味，脾喜好甘味，肾喜好咸味，这是五味与五脏之气的相合关系。

【原文】

五脏之气，故色见青如草兹①者死，黄如枳实②者死，黑如炲③者死，赤如衃血④者死，白如枯骨者死，此五色之见死也。青如翠⑤羽者生，赤如鸡冠者生，黄如蟹腹者生，白如豕膏⑥者生，黑如乌羽者生，此五色之见生也。生于心，如以缟⑦裹朱；生于肺，如以缟裹红⑧。生于肝，如以缟裹绀⑨；生于脾，如以缟裹栝楼实⑩；生于肾，如以缟裹紫。此五藏所生之外荣也。

【注释】

①草兹：是指死草色，为青中带有枯黑之色。

②枳实：药名，色黑黄而不泽，为落叶灌木枳的果实。

③焙（tuí 台）：煤烟的尘灰，其色黑而带黄。

④衃（pī 丕）血：凝血。王冰："败恶凝聚之血，色赤黑也。"

⑤翠：即翠鸟，其羽毛呈青色。

⑥豕膏：猪的脂肪，其色白而光润。

⑦缟（gǎo 稿）：白色的生绢。

⑧缟裹红：是白里隐红的颜色。

⑨绀：是深青泛赤色的丝织品，其色青而含赤。

⑩栝楼实：药名，色黄，是一种属于葫芦科多年生的蔓草的果实。

【语译】

五脏之气会在面色上表现出来，如果面色为死草般的青色，干枯无光泽，是死症；面色为枳实般的黄色，是死症；面色为烟灰般的黑色，是死症；面色为凝血般的红色，是死症；面色为枯骨般的白色，是死症，这是据五脏反映在面部的五种气色来诊断死症的情况。如果面色为翠鸟羽毛般的青色，主生；面色为鸡冠般的红色，主生；面色为蟹腹般的黄色，主生；面色为猪脂般的白色，主生；面色为乌鸦羽毛般的黑色，主生，这是从五种面色来判断生气的情况。进一步说，心有生气，面色会像白绢包裹着朱砂一样；肺有生气，面色会像白绢包裹着红色的东西一样；肝有生气，面色会像白绢包裹着红青色的东西一样；脾有生气，面色会像白绢包裹着栝楼的果实一样；肾有生气，面色会像白绢包裹着紫色的东西一样。这些都是五脏气血充盈、荣华于外的征象。

【原文】

色味当①五藏：白当肺、辛，赤当心、苦，青当肝、酸，黄当脾、甘，黑当肾、咸。故白当皮，赤当脉，青当筋，黄当肉，黑当骨。

【注释】

①当：合宜，此指色味之主与五脏相合。

【语译】

五色、五味与五脏的相合关系是这样的：白色和辛味与肺相合，红色和苦味与心相合，青色和酸味与肝相合，黄色和甘味与脾相合，黑色和咸味与肾相合。因为五脏在外与五体相合，所以白色又与皮肤相合，红色又与脉相合，青色又与筋相合，黄色与肉相合，黑色与骨相合。

【原文】

诸脉者，皆属于目；诸髓者，皆属于脑；诸筋者，皆属于节①；诸血者，皆属于心；诸气者，皆属于肺。此四支八溪②之朝夕也。故人卧血归于肝，肝③受血而能视，足受血而能步，掌受血而能握，指受血而能摄④。卧出而风吹之，血凝于肤者为痹，凝于脉者为泣⑤，凝于足者为厥，此三者，血行而不得反其空⑥，故为痹厥也。人有大谷⑦十二分，小溪⑧三百五十四名，十二俞⑨，此皆卫气之所留止，邪气之所客也，针石缘⑩而去之。

诊病之始⑪，五决为纪⑫，欲知其始，先建其母⑬。所谓五决者，五脉也。

【注释】

①节：骨节。

②八溪：指两臂的肘、腕和两腿的踝、膝关节，计共八处，故称"八溪"。

③肝：《脾胃论》作"目"，较妥。

④摄：以手取物称为"摄"。

⑤泣：音义同"涩"。

⑥空（kǒng 孔）：同"孔"。即孔穴，为血气循行出

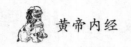

入之所。

⑦大谷：肉之大会。

⑧小鞑：肉之小会。

⑨少十二俞：十二俞，即心俞、肝俞等十二个俞穴。"少十二俞"四字，上下文义不续，恐是后人旁注，误入正文。

⑩缘：作"因"字或"循"字解。

⑪始：是始终或始末的意思。

⑫五决为纪：决，判断。五决，是根据五脏之脉息来判断疾病。纪，纲领。王冰："谓以五脏之脉为决生死之纲纪也。"

⑬先建其母：建，是建立或确立的意思。母，谓应时之旺气。先建其母，就是先确知应时之旺气，而后乃求邪正之气。

【语译】

人体的经脉都连属于目，精髓都连属于脑，筋都连属于骨节，血都连属于心，气都连属于肺，而气血又日夜在四肢八溪的部位往来运行。因此人睡觉时，血贮藏到肝脏，肝得到血而滋养眼睛，使眼睛能看见东西；胻得到血的充养，能行走；手掌得到血的充养，能握住东西；手指得到血的充养，能拿取物体。假如刚睡醒就外出感受风邪，血液的运行就会滞涩，凝滞在肌肤上，会引发痹证；

凝滞在经脉上，会导致气血运行不畅；凝滞在脚部，会引发厥冷。造成这三种疾病的原因是气血运行不畅，不能正常返回到组织间隙的孔穴里。人体全身共有大谷十二处，小溪三百五十四处，这其中不包括十二脏腑各自的腧穴数。这些大谷和小溪都是卫气的停留之处，也是邪气容易留居之所。治疗疾病时，可针刺这些部位，驱逐病邪。

诊断疾病的根本，要以五决为纲领。要想知道疾病是怎么发生的，必须先找到病根。五决就是五脏的经脉，据此诊断疾病，就能判断出疾病的位置。

【原文】

是以头痛巅疾，下虚上实，过①在足少阴、巨阳，甚则入肾。徇蒙招尤②，目冥耳聋，下实上虚，过在足少阳、厥阴，甚则入肝。腹满䐜胀，支鬲㤼胁③，下厥上冒④，过在足太阴、阳明。咳嗽上气，厥⑤在胸中，过在手阳明、太阴。心烦头痛⑥，病在鬲中，过在手巨阳、少阴。

【注释】

①过：过失。此指病变。马莳："过者，病也。"

②徇蒙招尤：徇，与"瞑"通，"瞑"与"眩"，古通用。蒙，通"朦"。徇蒙，即眩晕。招，掉摇。尤，是甚的意思。招尤，谓头振掉而不定。徇蒙招尤，是指头晕眼花，振掉不定。

③支鬲㤼胁：支，支撑。鬲，通"隔"，指胸膈。㤼

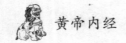

胁，腋下为㑊，㑊下为胁，即胁肋部。

④下厥上冒：下厥，指气血逆上而四肢逆冷。上冒，指浊气不降而胸腹䐜胀。马莳："气从下上，而上焦昏冒，其病在脾胃也。"

⑤厥：气逆。又《甲乙经》作"病"字。

⑥心烦头痛：此句疑误。按《甲乙经》云："胸中痛，支满，腰背相引而痛，过在手少阴、太阳也。"可参。

【语译】

所以头痛等巅顶部位的疾病，属于下虚上实的，病邪在足少阴和足太阳经，如果病情恶化，可深入转移于肾。头晕眼花，身体摇摆，耳聋，属下实上虚的，病邪在足少阳和足厥阴经，如果病情恶化，可深入转移于肝。腹部胀满，使胸膈阻塞，胁肋疼痛，下体厥冷，上体眩晕，属于下气上逆的，病邪在足太阴和足阳明经。咳嗽喘急，胸中

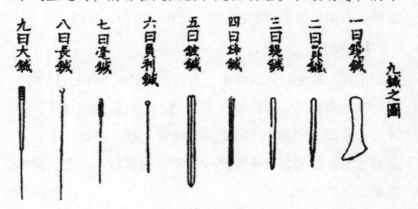

明代马莳《灵枢法证发微》中的九针图

气机逆乱的，病邪在手阳明和手太阴经。内心烦闷，头疼，胸膈不适的，病邪在手太阳和手少阴经。

【原文】

夫脉之小、大、滑、涩、浮、沉，可以指别；五藏之象，可以类推；五藏相音①，可以意识；五色微诊，可以目察。能合脉色，可以万全。

赤、脉之至也，喘②而坚，诊曰有积气在中，时害予食，名曰心痹③，得之外疾，思虑而心虚，故邪从之。白，脉之至也，喘而浮，上虚下实，惊，有积气在胸中，喘而虚，名曰肺痹，寒热，得之醉而使内也。青，脉之至也，长而左右弹，有积气在心下，支胠，名曰肝痹，得之寒湿，与疝同法，腰痛足清头痛。黄，脉之至也，大而虚，有积气在腹中，有厥气，名曰厥疝④，女子同法⑤，得之疾使四支，汗出当风。黑，脉之至也，上坚而大，有积气在小腹与阴，名曰肾痹，得之沐浴清水而卧。

【注释】

①相音：张介宾："相，形象也。音，五音也。相音，如阴阳二十五人篇所谓木形之人比于上角之类。如肝音角、心音徵、脾音宫，肺音商、肾音羽。"

②喘：张志聪："急疾也。"此处是形容脉象搏动急疾。

③痹：闭塞不通。

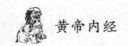

④厥疝：高世栻："腹中，脾部也，有厥气，乃土受木克，土气厥逆而不达也，土受木克，故不名曰脾痹，而名曰厥疝。疝，肝病也。"

⑤女子同法：张志聪："男女气血相同，受病亦属同法，故于中央土藏，而曰男女同法者，欲类推于四藏也。"高世栻："女子无疝，肝木乘脾之法，则同也。"

【语译】

脉象的小、大、滑、涩、浮、沉等，医生可以通过手指辨别；五脏功能显露在外的，可以通过相类事等物的比象来推求；五脏各自相应合的声音，可以凭意会鉴别；五色的细微变化，可以用眼睛观察。诊断疾病时，如果能把望色、切脉结合起来，就能万无一失。

面部呈现红色，脉象急促而坚实的，可诊断为邪气郁积在中脘，通常会妨碍饮食，此病名叫心痹。这种病是外邪侵犯所致的，因思虑过度致使心气衰弱，邪气趁机侵入。

面部呈现白色，脉象急促而浮大的，上虚下实，常常出现惊恐的症状，病气稽留在胸中，迫使肺气喘，而肺气原本就很衰弱，此病名叫肺痹。这种病是由于发寒热，并醉酒后行房事而引发的。

面部呈现青色，脉象长并左右弹击手指的，这是病邪稽留在心下，支撑两侧协胁，此病名叫肝痹。这种病通常由寒湿引起，与疝的发病机理相同，症状是腰疼、脚凉、头痛等。

面部呈现黄色，脉象上大而虚的，是病邪稽留在腹中，有逆气生成，此病名叫厥疝。女子身上也会出现此病，通常因四肢过劳，出汗后感受风邪所致。

面部呈现黑色，脉象下坚而大的，这是病邪稽留在小腹和前阴处，此病名叫肾痹。这种病发病的原因是凉水浴后睡觉受凉。

【原文】

凡相五色之奇脉①，面黄目青，面黄目赤，面黄目白，面黄目黑者，皆不死也。面青目赤，面赤目白，面青目黑，面黑目白，面赤目青，皆死也。

【注释】

①五色之奇脉：王冰："奇脉，谓与色不相偶合也。"又《甲乙经》无"之奇脉"三字，较妥。因这里只谈色而未谈脉，可从改。

【语译】

大凡诊察五色，面黄目青、面黄目红、面黄目白、面黄目黑的，都是不死的征象，因为面有黄色，表明土气尚存。如果出现面青目赤、面赤目白、面青目黑、面黑目白、面赤目青的现象，则都预示着死亡，因为面色没有黄

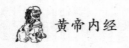

色，表明土气已经败绝。

五藏别论篇第十一

【题解】

本篇说明了奇恒之腑与传化之腑在人体生理上的不同功能，并对诊脉取寸口的道理作出了解释，其中还提出了"拘于鬼神者，不可与言至德"的观点，显示出中医在很早就有反对迷信鬼神的思想。

【原文】

黄帝问曰：余闻方士①，或以脑髓为藏，或以肠胃为藏，或以为府。敢问更相反，皆自谓是。不知其道，愿闻其说。

岐伯对曰：脑、髓、骨、脉、胆、女子胞②，此六者，地气之所生也，皆藏于阴而象于地，故藏而不泻，名曰奇恒之府③。夫胃、大肠、小肠、三焦、膀胱，此五者，天气之所生也。其气象天，故泻而不藏，此受五藏浊气，名曰传化之府，此不能久留，输泻者也。魄门④亦为五藏使，水谷不得久藏。

所谓五藏者，藏精气而不泻也，故满而不能实⑤。六府者，传化物而不藏，故实而不能满也。所以然者，水谷入口，则胃实而肠虚；食下，则肠实而胃虚。故曰实而不满，满而不实也。

帝曰：气口⑥何以独为五藏主？岐伯曰：胃者，水谷之海，六府之大源也。五味入口，藏于胃，以养五藏气，气口亦太阴也。是以五藏六府之气味，皆出于胃，变见于气口，故五气入鼻，藏于心肺，心肺有病，而鼻为之不利也⑦。凡治病心察其下⑧，适其脉，观其志意，与其病也。拘于鬼神者，不可与言至德；恶于针石者，不可与言至巧；病不许治者，病必不治，治之无功矣。

【注释】

①方士：指通晓方术的人，在此指医生。

②女子胞：即子宫，又名胞宫。

③奇恒之府：张介宾注"奇，异也。恒，常也"。奇恒之府，即异于一般的腑。

④魄门：即肛门。魄与粕，古通用。肛门为排泄糟粕的门户，故名魄门。

⑤满而不能实：满，指精气盈满。实，指水谷充实。

⑥气口：又称寸口、脉口。指两手腕部桡骨头内侧动脉搏动的诊脉部位。

⑦故五气入鼻，……不利也：《素问绍识》："琦曰：此与上文义不属，有遗脱也。"备考。

⑧下：《太素》作"上下"。

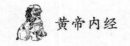

【语译】

黄帝问：我听说方士之中，有人把脑和髓称为脏，有人把肠和胃称为脏，还有人把它们全都称为腑。他们的意见是相反的，却都说自己对。我不知道哪种说法是正确的，请您讲解一下这个问题。

岐伯说：脑、髓、骨、脉、胆、女子胞都是秉承地气而生成的，能贮藏精血，就好像厚实的大地能包藏万物一样。所以它们的主要功能是贮藏精气以濡养机体而不泄于体外，被称为奇恒之腑。

胃、大肠、小肠、三焦、膀胱是秉承天气所生成的，它们能像天一样运转不息，主要功能是外泻而不贮藏，它们受纳五脏的浊气，被称为传化之腑，因为浊气不能在人体内停留过久，需要及时传送和排泄。另外，肛门也能为五脏转输和排泄浊气，这样，饮食水谷的糟粕就不会长久停留在体内。

五脏的作用是使精气贮藏不外泻，因此它总是保持盛满，但这种满实不是像肠腑一样要以水谷来充实。六腑的作用是传导水谷的糟粕，而不是贮藏，因此它有时充满，但却不能持续满盛。之所以会这样，是因为食物入口后下移，先使胃充实，而肠中空虚；食物继续下移后，肠得到充实，而胃又空虚了。因此说，六腑是"实而不满"的，五脏是"满而不实"的。

黄帝问道：为什么单独切按气口脉就能诊断出五脏的疾病呢？

岐伯说：胃是贮藏饮食的器官，为水谷之海，是化生营养物质来充养六腑的源泉，饮食五味从口进入人体后，停留在胃中，经脾的运化输转，而滋养五脏之气。脾为太阴经，主运输布散津液，气口也是手太阴肺经所经过的地方，也属于太阴经脉，主朝百脉，所以五脏六腑的水谷精华，都来源于胃，而反映在气口上。而五气自鼻进入后，贮藏在心肺中，因此心肺有病时，鼻子就会出现不适的症状。因此治病时，一定要审察病者全身上下的变化，诊藉；病者的脉象是虚是实，观察病者的神志和精神状态，以把握治病时机。

对于那些拘泥于鬼神迷信的人，是不能与他谈论高深的医学理论的；对于那些厌恶针石治疗的人，也不能跟他们谈论针灸技术的巧妙；而那些得了病却不愿治疗的人，他们的病是无法治愈的，即便强迫他们进行治疗，也难以收到应有的疗效。

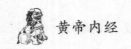

卷第四

异法方宜论篇第十二

【题解】

本篇说明各个地区由于自然环境、生活条件不同，影响了各地居民的体质。因而在病证、病因治疗等方面，就或多或少地存在差别。所以在治疗时，需要了解病情，因地制宜、因人制宜，同病异治，疗法相同。故曰"异法方宜"。

【原文】

黄帝问曰：医之治病也，一病而治各不同，皆愈，何也？岐伯对曰：地势①使然也。

故东方之域②，天地之所始生③也，鱼盐之地，海滨傍水。其民食鱼而嗜咸，皆安其处，美其食。鱼者使人热中④，盐者胜血⑤，故其民皆黑色疏理⑥，其病皆为痈疡，其治宜砭石⑦。故砭石者，亦从东方来。

【注释】

①地势：地理形势。

②域：地区。此指一定范围内的区域。

③天地之所始生也：《类经》十二卷第九注："天地之气，自东而升，为阳生之始，故发生之气，始于东方，而在时则为春。"

④热中：指热积于中而言。因鱼性热，食多则易致热积于中，而外发痈疡。

⑤盐者胜血：盐味咸，咸走血，过食咸则血疑，故云盐者胜血。

⑥梳理：腠理疏松。

⑦砭石：古代的医疗工具，以石制成的尖石或石片，可用其刺治痈疽，以除脓血。砭，《说文》："以石刺病也。"

【语译】

黄帝问：为什么医生在治病时，对同一病症采用不同的治疗方法，却都能使病人痊愈呢？

岐伯说：这是因为地理环境不同，而治疗方法各有所宜的缘故啊。

比如东方地区，气候温暖如春，盛产鱼和盐。因为靠着海挨着水，所以生活在这里的人大多喜欢吃鱼和咸味食物，他们习惯居住在此地，因而也都以鱼盐为美食。但鱼性属火，吃多了会使人的体内积热，而过食盐。咸味能走血，使血液受损伤，所以当地居民大多皮肤黝黑，肌理粗

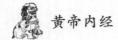
疏，易患痈疡一类的疾病。治疗这类病，适合用砭石刺法。因此说，用砭石治病的方法，起源于东方。

【原文】

西方者，金玉之域，沙石之处，天地之所收引也[①]，其民陵居[②]而多风，水土刚强，其民不衣[③]而褐荐[④]，其民华食[⑤]而脂肥，故邪不能伤其形体，其病生于内[⑥]，其治宜毒药[⑦]。故毒药者，亦从西方来。

【注释】

①天地之所收引也：此言自然界秋天之象。秋天之气劲急，天地之气亦自西而降，故云天地之收引也。收，收敛。引，五常政大论王冰注："引，敛也。"

②陵居：指依丘陵而居。《尔雅》释地："大阜曰陵。"

③不衣：王冰注："不衣丝棉，故曰不衣。"

④褐荐（hè jiàn 贺

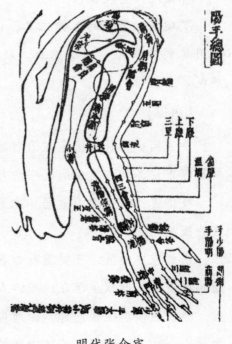

明代张介宾

《类经图翼》中的阳手总图

130

箭）：褐，毛布，古时称粗布衣服或粗布也叫褐。荐，草席。

⑤华食：王冰注："华，谓鲜美，酥酪骨肉之类也。以食鲜美，故人体脂肥。"

⑥病生于内：指饮食、七情之病生于内。

⑦毒药：总括能除病之药物而言。王冰注："能攻其病，则谓之毒药。……药，谓草木虫鱼鸟兽之类，皆能除病者也。"

【语译】

西方地区，多山旷野，金玉丰富，沙石遍地，气候环境有如秋季之气，有肃杀收敛的特点。当地居民，依山而居，那里多风，水土之性又刚强。日常生活中，他们穿着毛布、睡着草席、很讲究吃鲜美食物，因而多身本肥胖。如此，外邪虽然很难侵袭他们，但由于饮食过偏食甘肥美味，因而他们多发内伤一类的疾病。这类病适宜用药物治疗。因此说，用药物治疗之法，起源于西方。

【原文】

北方者，天地所闭藏之域也，其地高陵居，风寒冰冽，其民乐野处而乳食①，脏寒生满病②，其治宜灸焫③。故灸焫者，亦从北方来。

【注释】

①其民乐野处而乳食：指经常在野外住宿而以牛羊乳

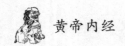

为主食的游牧生活而言。高士宗注："居，常居也；处，暂处也。"

②脏寒生满病：指当地的气候，比较寒冷，而人们久居野外，故易因内脏受寒而生胀满一类疾病。王冰注："水寒冰冽，故生病于脏寒也。"

③灸焫（ruò 弱）：即今之灸法。王冰注："火艾烧灼谓之灸焫。"焫，烧也。

【语译】

北方地区，自然气候具有冬季闭藏之气的特点，这里地势较高，人们依山而住，常常生活在风寒凛冽的环境中。当地居民喜欢游牧，随时在旷野住宿，食用牛羊乳汁，因而内脏感受寒气时。容易患胀满一类的疾病。这类病适合用艾火炙烤的方法治疗。因此说，用艾火炙烤之法，起源于北方。

【原文】

南方者，天地之所开养①，阳之所盛处也，其地下，水土弱，雾露之所聚也，其民嗜酸而食胕②，故其民皆致③理而赤色，其病挛痹④，其治宜微针⑤。故九针⑥者，亦从南方来。

【注释】

①长养：南方法夏气，夏为万物生长繁茂的季节。此

指南方地区的自然环境有如夏气，适宜万物生长。

②倄：同腐，在此指酵化食物。如豉、曲、酱之类。

③致：通缎，缎密。

④挛痹：挛，筋脉拘挛。痹，麻木不仁。此为湿热盛所致之证。

⑤微针：此处乃泛指九针而言。如《灵枢》九针十二原篇，黄帝问欲以微针通其经脉，岐伯答云始于一终于九焉。本篇下文亦云："故九针者，亦从南方来。"据此，"微针"乃泛指"九针"，与砭石相对而言。

⑥九针：《灵枢》九针十二原篇云："一曰镵针，二曰员针，三曰锃针，四曰锋针，五曰铍针，六曰员利针，七曰毫针，八曰长针，九曰大针"。

【语译】

南方地区，有如夏季自然界万物旺盛繁茂的气候，阳气隆盛，地势较低，水土之性薄弱，因此常有雾露聚集。当地居民喜好食用酸味和腐熟食物，因而多肌理紧密而发红，易患筋脉拘急、肢体麻木一类的疾病。这类病适合用微针针刺。因此说，用九针治病的方法，起源于南方。

【原文】

中央者，其地平以湿，天地所以生万物也众①，其民食杂②而不劳，故其病多痿厥寒热③，其治宜导引按蹻④。故导引按蹻者，亦从中央出⑤也。

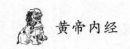

故圣人杂合以治，各得其所宜，故治所以异而病皆愈者，得病之情^⑥，知治之大体^⑦也。

【注释】

①天地所以生万物也众：此言中央区域法土，其地势平坦，气候寒暖适宜，故物产较其它地区丰富。

②食杂：食物种类繁多。

③其病多痿厥寒热：高士宗注："不劳则四肢不强，故其病多痿厥。痿厥，痿痹厥逆也。食杂则阴阳乖错，故其病多寒热。寒热，阴阳偏胜也。"

④导引按溪：王冰注："导引，谓摇筋骨，动支节。按，谓抑按皮肉。溪，谓捷举手足。"

⑤出（chū 初）：自中而外为出。《集韵》："自内而外也。"高士宗注："四方会聚，故曰来。中央四布，故曰出。"

⑥得病之情：指能了解病情，如地区环境，生活习惯及体质等。

⑦知治之大体：指能掌握治病大法，作到因人因地制宜。体，法也。

【语译】

中央地区，地势平坦，气候湿润，物产富饶，因此当地人们的食物种类丰富，生活比较安逸，所以易患痿弱、厥逆、寒热等病，治疗这些病适宜用按摩导引的方法。因此说，按摩导引之法，起源于中央地区。

综上所述，医术高超的医生是能够综合运用诸种治病方法，并依据病者的实际病情，采用适当的疗法进行治疗的。因此说，治疗方法虽各有不同，最终却都能使病者痊愈，是因为医生熟悉病情并掌握了治疗大法。

移精变气论篇第十三

【题解】

本篇说明色诊、脉诊在诊断上的重要意义，同时提出问诊的重要性，"闭门塞牖，数问其情"描绘出问诊的细致程度。

【原文】

黄帝问曰：余闻上古之治病，惟其移精变气①，可祝由②而已，今世治病，毒药治其内，针石治其外，或愈或不愈，何也？岐伯对曰：往古人居禽兽之间，动作以避寒，阴居以避暑，内无眷慕之累，外无伸宦③之形，此恬惔之世，邪不能深入也。故毒药不能治其内，针石不能治其外，故可移精祝由而已。当今之世不然，忧患缘其内，苦形伤其外，又失四时之从，逆寒暑之宜，贼风数至，虚邪朝夕，内至五脏骨髓，外伤空窍肌肤，所以小病必甚，大病必死，故祝由不能已也。

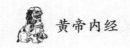

帝曰：善！余欲临病人，观死生，决嫌疑，欲知其要，如日月光，可得闻乎？岐伯曰：色脉者，上帝之所贵也，先师之所传也。上古使僦贷季④，理色脉而通神明，合之金木水火土、四时、八风、六合⑤，不离其常，变化相移，以观其妙，以知其要。欲知其要，则色脉是矣。色以应日，脉以应月，常求其要，则其要也。夫色之变化，以应四时之脉，此上帝之所贵，以合于神明也，所以远死而近生。生道以长，命曰圣王。

中古之治病，至而治之，汤液⑥十日，以去八风五痹⑦之病，十日不已，治以草苏草荄之枝，本末为助⑧，标本已得，邪气乃服⑨。暮世之治病也则不然，治不本四时，不知日月，不审逆从，病形已成，乃欲微针治其外，汤液治其内，粗工凶凶⑩，以为可攻，故病未已，新病复起。

帝曰：愿闻要道。岐伯曰：治之要极，无失色脉，用之不惑，治之大则。逆从倒行，标本不得，亡神失国！去故就新，乃得真人⑪。帝曰：余闻其要于夫子矣，夫子言不离色脉，此余之所知也。岐伯曰：治之极于一。帝曰：何谓一？岐伯曰：一者因得之⑫。帝曰：奈何？岐伯曰：闭户塞牖，系之病者，数问其情，以从其意，得神者昌，失神者亡。帝曰：善。

【注释】

①移精变气：移，转移，变更。精，指精神意志。变，改变。即：运用某种方法，移易病人的精神，改变脏腑气机紊乱的状态，从而达到治疗的目的。

②祝由：是古代的一种治疗方法。医者根据疾病的客观表现，分析病情，对患者祝说病之由来，用以改变病人的精神状态。相似于今日的精神疗法。

③伸宦：伸，伸展，此处作追求解。宦，名利富贵。伸宦，即追求名利。

④僦（jiù 就）贷季：上古时代的名医，相传是岐伯世祖之师。

⑤八风、六合：八风，指东、南、西、北、东南、西南、西北、东北八方之风。六合，指东、南、西、北、上、下。

⑥汤液：古代用五谷制成的清酒之类。

⑦五痹：指皮痹、肉痹、筋痹、脉痹、骨痹五种痹症。

⑧治以草苏草荄（gāi 该）之枝，本末为助：马莳："苏者叶也，荄者根也，枝者茎也。荄为本，枝、叶为末，即后世之煎剂也。"

⑨标本已得，邪气乃服：病人为本，医工为标，医生的诊断与治疗和病人的病情变化相符合，则邪气散而

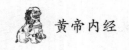

病愈。

⑩粗工凶凶：指技术不高明的医生，工作粗枝大叶，不知详审病情。

⑪去故就新，乃得真人：丢弃旧知识，钻研新技术，就可以使自己的医疗水平达到真人的地步。

⑫因得之：因者，由也。因得之，指从问而得知病情。

【语译】

黄帝问：我听说古代治病，只需转移病人的精神，并改变病人气机的运行，用"祝由"的方法就能使病痊愈。而现在治病，内服药物，外施针石，还未必能治好，这是为什么呢？

岐伯说：古代人穴居野外，生活在飞禽走兽间，天气冷了，就活动身体来抵抗严寒，酷暑到了，就到阴凉之处避暑，内在的精神上没有眷恋思慕的情志牵挂，外在的形体上没有四处求官奔波劳累之苦，生活在安闲清净、不贪名、不夺利、精神内守的境界中，外邪因此很难侵入体内，所以不用内服药物，也不用外施针石。一旦发生疾病，只需转移病人的精神并改变其气机的运行，用"祝由"之法就能把病治好。

现在的人们则不一样了，在内遭受忧愁思虑的牵累，在外遭受疲惫劳役之苦，不能顺应四时时令的变化，又常

常违背寒暑养生的原则，
经常受虚邪贼风的侵犯，
正气衰竭，外邪则趁机
侵入，在内深入五脏骨
髓，在外损伤孔窍肌肤，
这样，病势轻的会发展
成重病，病势重的会死
亡，用祝由的方法就不
能治愈了。

黄帝说：说得好！
我想在为病人治病时，
能察出病人的死生，明
辨疾病的疑似，如果掌

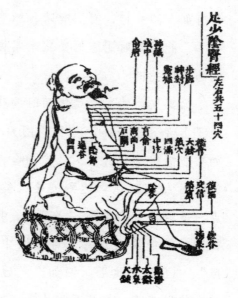

明代张介宾《类经图翼》经
穴图之足少阴肾经

握了这个要领，心中就像有日月照耀一样明朗，你能把这
种诊法说给我听吗？

岐伯说：望色和切脉的方法，远古帝王十分看重，这
是先师教授给我的。

上古时候有个叫僦贷季的名医，他探求望色和切脉之
道，通晓阴阳变化的道理，并把色脉和金木水火土五行、
四时、八风、六合相配合，应用这些自然现象的正常规律
和异常变化来综合研究声色，观察它的奥妙，了解要领。
而您想知道的要领，其实就是辨察面色和脉息。面部的气

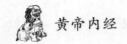

色有如太阳一样，有阴有晴，脉息则有如月亮一样，有盈有亏，能从四时阴阳的变化来掌握色、脉的变化，正是诊病的重要关键。

面部气色的变化是跟四时的脉象变化相应合的，这受到了上古帝王的高度重视，因为它是符合自然界规律的。如果能懂得这个道理，心领神会，就能运用无穷，知道如何使病人规避死亡达到安全，健康长寿。您若能做到这点，就会被人们奉为"圣王"。中古时期的医生，在疾病初发时就能及时治疗，首先服中药汤剂十天，驱逐"八风"、"五痹"之邪。假如十天后不能痊愈，再根据病情，配合使用草药，使其互相佐助。医生能掌握疾病的根本和表症，标本兼治，因此邪气被制服，疾病被治愈了。

可是后世的医生就不同了。他们诊治疾病时不能以四时的阴阳变化为依据，不懂阴阳变化与色、脉的关系，不能辨识病情的顺逆，等疾病已经形成时，才用微针从外部治疗，用汤液从内部治疗。这些医术粗浅、草率莽撞的医生，自以为这样做能够治愈疾病，可结果不但不能治愈旧疾，反倒因治疗失误而又添新病。

黄帝说：我想听听临证诊治的要领。

岐伯说：诊治疾病最重要的是不能在望色和切脉上出错，只有熟练掌握望色和切脉的技术，才不会被疾病的假象迷惑，这是诊断疾病的重要法则。医生如果不能掌握望色和切脉的方法，就不能正确诊断疾病的顺逆，在治疗时就有可能倒行逆施，使病者陷入危险。这就好像治国时施法不得当，则国家必亡！所以，现世的医生一定要尽快丢掉旧知识，研究望色和切脉的新学问，积极创新，只有这样才能赶超远古真人。

黄帝说：我从你那里听到了这些重要道理，你所说的诊断疾病的关键是注重色、脉，这个我已经明白了。

岐伯说：诊治疾病还有一个关键。

黄帝问：是什么呢？

岐伯说：这个关键就是问诊。

黄帝问：怎么去做呢？

岐伯说：选择环境安静的地方，关门闭户，耐心细致地询问病情，但一定不要让病人有任何疑虑，要使其畅所欲言，以了解详情。经过问诊后，还要参考病人的色、脉，若病人面色润泽，脉象平和，就是得神，则预后良好；若病人面色无华，脉逆四时，言语模糊，就是失神，则预后不良。

黄帝说：说得太好了！

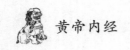

汤液醪醴论篇第十四

【题解】

本篇对汤液醪醴的制造和应用作了说明。并对五脏伤竭的病因作了分析，指出了原则性的治疗方法。

【原文】

黄帝问曰：为五谷①汤液及醪醴②奈何？岐伯对曰：必以稻米，炊之稻薪，稻米者完，稻薪者坚。帝曰："何以然？岐伯曰：此得天地之和，高下之宜，故能至完；伐取得时，故能至坚也③。

【注释】

①五谷：金匮真言论以麦、黍、稷、稻、豆为五谷。

②醪醴（láolǐ 劳里）：醪，浊酒。醴，甜酒。

③此得天地之和……故能至坚也：张志聪注："夫天地有四时之阴阳，五方之异域，稻得春生夏长秋收冬藏之气，具天地阴阳之和者也，为中央之土谷，得五方高下之宜，故能至完，以养五脏。天地之政令，春生秋杀，稻薪至秋而刈，故伐取得时，金曰坚成，故能至坚也。"

【语译】

黄帝问：怎样用五谷制作汤液和醪醴？

142

岐伯说：一定要以稻米为原料，用稻杆作燃料，因为稻米的气味最完备，稻杆最坚实。

黄帝问：为什么这么说？

岐伯说：稻秉承天地四时的和平之气而生，生长的地点高低适宜，因此得气最完备；又因为它在秋季收割，所以稻杆性质坚韧。

【原文】

帝曰：上古圣人作汤液醪醴，为而不用何也？岐伯曰：自古圣人之作汤液醪醴者，以为备耳，夫上古作汤液，故为而弗服也。中古之世，道德稍衰，邪气时至，服之万金。帝曰：今之世不必已何也？岐伯曰：当今之世，必齐①毒药攻其中，镵石②针艾③治其外也。

【注释】

①齐（jì 计）：与剂通。调制的意思。

②镵（chán 馋）石：镵，古代的一种犁头。镵石，犁头状的砭石。

③艾：灸法用的艾柱、艾条，皆艾叶所制，故此"艾"字，乃指灸法而言。

【语译】

黄帝说：远古时期有高明的医生制作了汤液和醪醴，可做成之后却放在那里不使用，这是为什么呢？

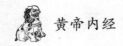

岐伯说：自古医术高明的医生制作汤液和醪醴，是为了有备无患。上古太和之世，人们身心健康，很少患病，所以虽然制作了汤液，也只是放在那里备用而已。到了中古时代，养生之道稍稍衰落，人们的身心相对衰弱，所以外邪常常乘虚侵犯，使人生病，但是只要服用些汤液醪醴，病就能痊愈。

黄帝说：现在的人们有了病，虽然服用了汤液醪醴，病也未必能痊愈，这是为什么呢？

岐伯说：现在的人只要生病，就一定要内服药物，外施砭石、针灸，病才能治好。

【原文】

帝曰：形弊血尽而功不立①者何？岐伯曰：神不使②也。帝曰：何谓神不使？岐伯曰：针石，道也③。精神不进，志意不治④，故病不可愈。今精坏神去，荣卫不可复收。何者？嗜欲无穷，而忧患不止，精神溃坏，荣泣卫除⑤，故神去之而病不愈也。

【注释】

①形弊血尽而功不立：此承接上文而言，指病虽经汤液醪醴及毒药针灸等法治疗。只是弄得形体败坏，血气竭尽，而病仍未愈。弊，坏也，败也。

②神不使：《类经》十二卷第十五注："凡治病之道，攻邪在乎针药，行药在乎神气，故治施于外，则神应于

144

中。使之升则升，使之降则降，是其神之可使也。若以药剂治其内，而脏气不应，针艾治其外，而经气不应，此其神气已去，而无可使矣，虽竭力治之，终成虚废已尔，是即所谓不使也。"此指病势已很严重，病人的神气已经败坏，虽用药物针石治疗，但神气已不能发挥正常作用。使，用也。

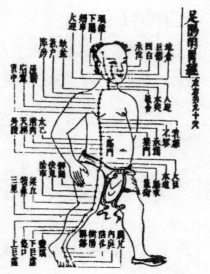

明代张介宾《类经图翼》
经穴图之足阳阳胃经

③针石，道也：吴崐注："言用针石者，乃治病之道。道，犹法也。"

④精神不进，志意不治：在此有精神衰微，志意散乱不定之义。

⑤精气溃（chí 持）坏，荣泣（sè 涩）卫除：即精气毁坏，营血涩少，卫气失去正常作用的意思。溃，驰同，毁坏也。《文记》河渠书："延道驰分离常流。"注："河道皆弛坏。"泣，同涩。

145

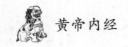

【语译】

黄帝问：当病情演化到形体衰败、气血衰绝的程度时，治疗就不会有效果，这是什么缘故？

岐伯说：原因是病人神气衰败，已不能发挥其应有的作用了。

黄帝问：神气不能发生其应有的作用是什么意思？

岐伯说：针石只是一种治疗方法而已。当病人神气迷乱时，即便有好的治疗方法，如果神气不能发军应有的作用，病也不能治愈。何况疾病已严重到精神败坏、神气涣散，荣卫气血不能恢复的程度。病情为什么会发晨到如此严重的程度呢？主要还是因为不懂养生之道，欲望和嗜好无穷无尽，忧愁和思虑没有终止，致使一个人精气衰败，荣血枯绝，卫气作用消亡，所以神气丧失了应有的作用，对治疗措施已没有任何反应，疾病便不能痊愈。

【原文】

帝曰：夫病之始生也，极微极精①，必先入结于皮肤。今良工皆称曰病成，名曰逆，则针石不能治，良药不能及也。今良工皆得其法，守其数②，亲戚兄弟远近③音声日闻于耳，五色日见于目，而病不愈者，亦何暇不早乎？岐伯曰：病为本，工为标，标本不得④，邪气不服，此之谓也。

146

【注释】

①极微极精：此言疾病初起之时，非常精微。高士宗注："微，犹轻也；精，犹细也。"

②守其数：言医生应遵守治病的法度。吴崐注："数，度也。"

③远近：偏义复词，言其近也。

④标本不得：此指医生的诊断、治疗与病情不相符合。

【语译】

黄帝说：大凡疾病在刚刚发生时，都比较轻微，容易治疗，因为病邪侵犯人体，必先侵犯皮肤表层，这就是表证。可是现在经常会这样，病人找医生诊治，医生就会说疾病已形成，而且是逆证，预后不好，不管用针刺、砭石，还是服用汤药都不能治愈了。现在高明的医生都能掌握治疗疾病的方法，精于针刺和用药，跟病人如同亲人兄弟般亲近，每天都能听到病人声音的变化，看到病人五色的变化，可是却治不好病，这是因为治疗得不够早吗？

岐伯说：病的性质和病人本身是"本"，医生的治疗方法和药物是"标"，"本"和"标"不能很好配合，病邪就不能驱除，这就是道理所在。

【原文】

帝曰：其有不从毫毛而生，五脏阳以竭也，津液充郭①，其魄独居②，精孤于内，气耗于外③，形不可与衣相保④，此四极⑤急而动中，是气拒于内，而形施于外⑥，治之奈何？岐伯曰：平治于权衡⑦，去宛陈莝⑧，微动四极，温衣，缪刺其处，以复其形。开鬼门，洁净府⑨，精以时服，五阳已布，疏涤五脏，故精自生，形自盛，骨肉相保，巨气⑩乃平。帝曰：善。

【注释】

①津液充郭：在此指水气充满于肌肤。郭，廓通，《说文》："空也。"王冰注："津液者，水也。"

②魄独居：《类经》十二卷第十五注："魄者阴之属，形虽充而气则去，故其魄独居也。"此处之魄，系指阴精而言。现水液停潴，充溢于皮肤，而阳气已竭，故云其魄独居。此句之文义与下句"精孤于内"同。

③精孤于内，气耗于外：水液无气以化而停潴，是精中无气，故云精孤于内。证系阴盛阳虚，阴愈盛则阳愈虚，阳气虚少，故云气耗于外。

④形不可与衣相保：高士宗注："形体浮肿，不可与衣相为保合。"

⑤四极：即四肢。

⑥气拒于内，而形施于外：此言水肿病人，水寒之气格拒于内，形体因浮肿变易于外。施，易也。变易，改易之义。此与下文"以复其形"之"复"字，义正相对。

⑦平治于权衡：即在治疗水肿时，应衡量揆度病情，予以平治。权衡，称锤与称杆，在此有权量揆度之义。

⑧去宛陈莝（cuó 错）：除掉水气的郁积，要象斩草一样而渐去之。宛，通郁，郁积。陈，陈久。莝，斩草。《太素》卷十九知汤药作"去宛陈"。注云："宛陈，恶血聚也，有恶血聚刺去也。"

⑨开鬼门，洁净府：指发汗与利小便两个治法。鬼门，即汗孔；净府，即膀胱。王冰注："开鬼门，是启玄府遣气也。……洁净府，谓泻膀胱水去也。"

⑩巨气：马莳注："巨气，大气也，即正气也。"

【语译】

黄帝说：有的病不是因为邪气从皮毛侵入人体而生的，而是因为五脏阳气衰败，水气充满皮下，阴气旺盛至极，单独居留在体内，阳气在外部耗损更加严重，身体肿胀，原来的衣服都不能穿，四肢肿急而殃及内脏，这是阴气格拒于内，水气弛张于外，对于这样的病应该怎么治疗？岐伯说：要平复水气，应该权衡病情的轻重，驱除体内积水，并让病人轻微地活动四肢，使阳气逐渐宣行，穿衣要注重保暖，以帮助恢复体内阳气，驱散凝聚的阴气。也可以用缪刺法，针刺水肿的地方，泻去体内积水，使身体恢复原状。还可以用发汗和通利小便的方法，使汗孔打开，泻膀胱之水，使阴精归于平复，通过五脏阳气的运输

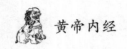

和布散，来疏通郁积其中的水液。这样，精气自然会产生，形体也自然会充盛，骨骼和肌肉能保持常态，正气也就恢复正常了。

黄帝道：说得好。

玉版论要篇第十五

【题解】

本篇讨论揆度奇恒的运用方法，对色、脉正常和反常的变化现象，作了详细分析。

【原文】

黄帝问曰：余闻《揆度①》、《奇恒①》，所指不同②，用之奈何？岐伯对曰：《揆度》者，度病之浅深也。《奇恒》者，言奇病③也。请言道之至数④，《五色》、《脉变》、《揆度》、《奇恒》，道在于一⑤。神转不回，回则不转，乃失其机⑥！至数之要，迫近以微⑦。著之玉版⑧，命曰合玉机⑨。

【注释】

①揆（kuí 奎）度（duó 夺）、奇恒：揆度，是衡量和比较。奇，就是异常。恒，就是正常。

②所指不同：即所指内容不是单一的。张介宾："所

指不同，有言疾病者，有言脉色者，有言藏府者，有言阴阳者。"

③奇病：就是异常的病。

④至数：至，极、最。数，理。《老子》："数，谓理数也。"至数，盖谓重要的理数（道理），在这里是指色脉。

⑤道在于一：一，指神。马莳："一者何也？以人之有神也。"意谓道理只有一个，即是神。

⑥神转不回，回则不转，乃失其机：王冰："血气者，神气也。《八正神明论》曰：'血气者，人之神，不可不谨养也。'夫血气应顺四时，递迁囚王，循环五气，无相夺伦，是则神转不回也。回，谓却行也。然血气随王，不合却行，却行则反常，反常则回而不转也，回而不转，乃失生气之机矣。"

⑦迫近以微：是指色脉的诊察，虽浅近，而微妙却关于神机。

⑧玉版：玉石做成的版。

⑨合玉机：王冰："玉机，篇名也。言以此回转之要旨，著之玉版，合同于《玉机论》文也。"

【语译】

黄帝问：我听说《揆度》和《奇恒》两部书中的诊病方法，所指各有不同，到底应该怎样综合运用呢？

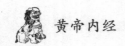

岐伯说：《揆度》中记载的是估测疾病轻重的方法，《奇恒》中记载的是诊断那些不同寻常的疾病的方法。依我之见，诊察疾病的奥妙就是诊察色、脉（另有解释：《五色》、《脉变》）的变化，《揆度》和《奇恒》所包含的道理都是掌握五色与脉象变化之间的关系。

人体内的气血，是始终运行而不停滞逆转的，一旦停滞或逆转，就会丧失生机。这个道理至关重要，应该把它镌刻在玉版上，命名为《养生之机》（另有解释：以便与"玉机真脏论"相互参考应用）。

【原文】

容色①见上下左右，各在②其要。其色见浅者，汤液主治，十日已；其见深者，必齐③主治，二十一日已；其见太深者，醪酒主治，百日已；色夭面脱，不治，百日尽已。脉短气绝④，死；病温虚甚⑤，死。

【注释】

①容色：为面容之色泽。

②在：丹波元简："在，察也，见《尔雅·释诂》。"

③齐：作"剂"字讲，就是药剂。

④脉短气绝：脉气短而阳气虚脱。

⑤病温虚甚：是指温热病而正气大虚。

【语译】

面色的变化，在鼻子上下左右的不同部位表现出来，一定要辨察其主病的要领。面色浅的，表示病情较轻，可用五谷汤液调治，大概十天即可治愈；面色深的，表明病情较重，需要服用汤剂治疗，大概二十一天即能治好；面色更深的，表明病情更严重，必须用药酒治疗，而且大概一百天才能痊愈。如果面色枯槁无华，面庞清瘦，疾病则不能治愈，大约一百天后，人就会死。

此外，如果病人脉象短促，阳气虚绝，是死证；温热病而阴血枯竭，也是死证。

【原文】

色见上下左右，各在其要。上为逆①，下为从①；女子右为逆，左为从；男子左为逆，右为从②。易③，重阴④死，重阳④死。阴阳反他⑤，治在权衡相夺⑥，《奇恒》事也，《揆度》事也。

【注释】

①逆、从：逆，预后不良。从，预后良好。马莳："以色见于上，病势方炎，故为逆。色见于下，病势已衰，故为从。"

②女子右为逆，左为从；男子左为逆，右为从：此指女子为阴，右亦为阴，故色见于右侧为逆，见于左侧为顺；男子为阳，左亦为阳，故色见于左侧为逆，见于右侧为顺。

③易：是变更，指变更了常道。

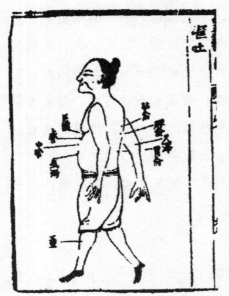

明万历刊本《杨敬斋针灸全书》针灸方图中的呕吐取穴图

④重阳、重阴：王冰："男子（病）色见于左，是曰重阳；女子（病）色见于右，是曰重阴。"

⑤阴阳反他：是阴阳相反。《阴阳应象大论》："阴阳反作。"

⑥权衡相夺：就是衡量病势的轻重，而决定采取适当的治疗。张介宾："谓度其轻重，而夺之使平。"

【语译】

面色的变化，在鼻子上下左右的不同部位表现出来，一定要辨察其主病的要领。病色向上移是逆，向下移是顺；在女子，病色出现在右边是逆，出现在左边是顺；在男子，病色出现在左边是逆，出现在右边是顺。假如病色由顺变为逆，在男子是重阳，在女子是重阴，这都是死亡的征象。

如果阴阳相反，应立即依据病情轻重，选择适合的治疗方法，使阴阳恢复协调，这就需要运用《揆度》、《奇恒》的诊病方法了。

【原文】

搏脉痹躄①，寒热之交。脉孤为消气②，虚泄为夺血③。孤为逆，虚为从④。行《奇恒》之法，以太阴始⑤，行所不胜曰逆，逆则死；行所胜曰从，从则活⑥。八风四时之胜，终而复始⑦，逆行一过⑧，不复可数。论要毕矣。

【注释】

①搏脉痹（bì 闭）躄（bì 闭）：搏，搏击。搏脉，即脉搏击于指下。痹躄，病名，肢体痛重为痹；足跛不能行为躄。张介宾："痹，顽痹也。躄，音碧，足不能行也。"

②脉孤为消气：脉孤，指毫无冲和胃气之真脏脉。消气，指阳气耗损。高世栻："脉者血之先，脉孤则阳气内损，故为消气。孤，谓弦、钩、毛、石，少胃气也。"

③虚泄为夺血：虚泄，是脉虚而兼泄利。夺血，为伤夺了阴血。

④孤为逆，虚为从：高世栻："脉孤而无胃气，真元内脱，故为逆；虚泄而少血液，则血可渐生，故为从。"

⑤以太阴始：是指手太阴肺脉，就是寸口，可以诊得邪正盛衰及气血的虚实。王冰："以气口太阴之脉，定四时之正气。"

⑥行所不胜曰逆，逆则死；行所胜曰从，从则活：此指四时、脉象与五行的关系。行所不胜，即克我者，如春

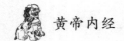

见秋脉，夏见冬脉，此为逆，故预后不良；行所胜，即我克者，如春见长夏脉，夏见秋脉，此为顺，故预后良好。

⑦八风四时之胜，终而复始：此指四时正常气候。吴崐："八风。八方之风。四时，春夏秋冬也。胜，各以所王之时而胜也。终而复始，主气不变也。言天之常候如此。"

⑧逆行一过：是指四时气候的失常，张介宾："设或气令失常，逆行一过，是为回则不转，而至数紊乱无复可以胜计矣。过，失也，喻言人之色脉，一有失调，则奇恒反作，变态百出。"

【语译】

脉象搏指有力，是邪气过盛，正气衰败，会使人发生痹症、躄症，或寒热之气交合之病。如果脉象孤绝，说明阳气耗散；如果脉象虚弱，而又兼有泄泻，表明阴血受到损伤。只要脉象孤绝，都是死亡的征象；脉象虚弱，疾病可以治愈。

在切脉时运用奇恒之法，应当从手太阴经的寸口脉上诊察，如果所见到的脉象，用四时、五行来分析，属于见于其所不胜的现象（比如春见秋脉，夏见冬脉），就是"逆"，则一定死亡；如果所见脉象是其所胜（如春见长夏脉，夏见秋脉），是"从"，预后良好。八风、四时之间的相互胜复，是循环无端，周而复始的，如果四时的气候不正常，就不能用常理来推断了。知道了这个，也就掌握了揆度奇恒诊法的全部要点了。

诊要经终论篇第十六

【题解】

本篇讨论诊视之要，在于经脉：春夏秋冬，各有所刺，其病乃已；刺逆四时，或重或死。也叙述了十二经脉终绝时的病证表现。

【原文】

黄帝问曰：诊要何如？岐伯对曰：正月、二月，天气始方，地气始发，人气在肝①；三月、四月，天气正方，地气定发，人气在脾②；五月、六月，天气盛，地气高，人气在头；七月、八月，阴气始杀，人气在肺；九月、十月，阴气始冰，地气始闭，人气在心③；十一月、十二月，冰复，地气合，人气在肾。故春刺散俞④及与分理，血出而止，甚者传气，间者环也⑤。夏刺络俞，见血而止，尽气闭环⑥，痛病必下。秋刺皮肤，循理，上下同法，神变而止。冬刺俞窍于分理，甚者直下，间者散下。

春夏秋冬，各有所刺，法其所在。春刺夏分，脉乱气微，入淫骨髓，病不能愈，令人不嗜食，又且少气；春刺秋分，筋挛，逆气环为咳嗽，病不愈，令人时惊，又且哭；春刺冬分，邪气著脏，令人胀，病不愈，又且欲言语。夏刺春分，病不愈，令人解堕⑦；夏刺秋分，病不愈，令人心中欲无言⑧，惕惕如人将捕之；夏刺冬分，病不愈，令人少气，时欲怒。秋刺春分，病不已，令人惕然欲有所为，起而忘之；秋刺夏分，病不已，令人益嗜卧，又且善梦；秋刺冬分，病不已，令人洒洒时寒。冬刺春分，病不已，令人欲卧不能眠，眠而有见；冬刺夏分，病不愈，气上，发为诸痹；冬刺秋分，病不已，令人善渴。

凡刺胸腹者，必避五脏。中心者，环死⑨；中脾者，五日死；中肾者，七日死；中肺者，五日死；中鬲者，皆为伤中，其病虽愈，不过一岁必死。刺避五脏者，知逆从也。所谓从者，鬲与脾肾之处，不知者反之。刺胸腹者，必以布憿⑩著之，乃从单布上刺，刺之不愈，复刺。刺针必肃，刺肿摇针⑪，经刺勿摇。此刺之道也。

帝曰：愿闻十二经脉之终奈何？岐伯曰：太阳之脉，其终也，戴眼，反折，瘛疭，其色白，绝汗⑫乃出，出则死矣。少阳终者，耳聋，百节皆纵，目绝系⑬，绝系一日半死；其死也，色先青，白乃死矣。阳明终者，口目动作，善惊，妄言，色黄，其上下经盛，不仁，则终矣。少阴终者，面黑，齿长⑭而垢，腹胀闭，上下不通而终矣。太阴终者，腹胀闭不得息，善噫，善呕，呕则逆，逆则面赤，不逆则上下不通，不通则面黑，皮毛焦而终矣。厥阴终者，中热嗌干，善溺，心烦，甚则舌卷，卵上缩⑮而终矣。此十二经之所败也。

【注释】

①正月、二月……人气在肝：天气，指自然界的阳气；方，敷布的意思。地气，指自然界的阴气；发，发泄的意思。人气，指人体脏腑经络之气。正月、二月，自然界的阳气开始敷布，阴气也随之发泄于外，天地始生，万物方兴，就人体而言，肝主春生，所以此时人体脏腑经络之气在肝。

②三月、四月……人气在脾：正方、定发，谓天地自然之气正在发生。王冰："天气正方，以阳气明盛也。地气定发，为万物华而欲实也。然季终土寄而王，土又生于丙，故人气在脾。""人气在脾"一句，不易理解，姑引王注，以供参考。

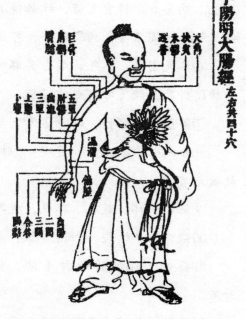

明代张介宾《类经图翼》经穴图之手阳明大肠经

③ 九月、十月

159

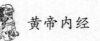

……人气在心：吴崑："去秋入冬，阴气始凝，地气始闭，阳气在中。人以心为中，故人气在心也。"姚止庵："秋尽冬初，收敛归藏，天地之气，由阳返阴，人气之火，尽摄合而还于心，故云人气在心也。"本句"人气在心"义颇费解，此引吴、姚二家注释以供参考。

④散俞：指散在各经的一般经穴。

⑤甚者传气，间者环也：甚，指病重；间，指病轻；传气，指针刺时需候经气传布；环，周也，即经气在体内循环一周。《类经》二十卷第十九："传，布散也。环，周也。病甚者，针宜久留，故必待其传气。病稍间者，但候其气行一周于身，约二刻许，可止针也。"

⑥尽气闭环：尽气，尽去其邪气。闭环，指去针后以手按闭针孔，经气即可正常循环。

⑦解堕：同懈惰，即身体倦怠无力。

⑧令人心中欲无言：吴崑："肺主声，刺秋分而伤肺，故欲无言。"

⑨环死：环，旋也。环死，旋即发生死亡。

⑩憿（jiǎo 绞）：马莳："憿，当作膔。膔者，巾也。"

⑪摇针：针刺的一种手法，摇大针孔使邪气迅速外泄。

⑫绝汗：指病重而阳气欲脱时，汗出淋漓不止，如珠如油，多伴有呼吸喘促、肢冷、脉绝等阳气将绝的征象，

故称"绝汗"。

⑬目睘（qióng 琼）绝系：目睘，两眼直视惊恐的样子。王冰："谓直视如惊貌。"系，指目系，即眼球内连于脑的脉络。目睘绝系，意谓目直视而目系属脑之气已绝。

⑭齿长：因肾精耗竭、牙龈干枯萎缩而牙齿似乎增长。张介宾："肾主骨，肾败则骨败，故齿根不固，长而垢也。"

⑮卵上缩：卵，指睾丸。因肝脉下络阴器，故厥阴气厥则睾丸上缩。

【语译】

黄帝问道：诊病的要领是什么？

岐伯说：要领就是天、地、人之间的关系。比如正月和二月，天气开始生发，地气也开始萌动，此时人体的肝气与之相应；三月和四月，天气明盛，地气也正发生，此时人体的脾气与之相应；五月和六月，天气旺盛，地气上升。此时人体的头脑之气与之相应；七月和八月，阴气开始出现清肃的现象，此时人体的肺气与之相应；九月和十月，阴气逐渐旺盛，冰冻出现，地气也随之闭藏，此时人体中的心气与之相应；十一月和十二月，冰冻更重，阳气秘藏，地气闭密，此时人体中的肾气与之相应。

因为人体的五脏之气和天地的阴阳之气的升降相应，所以在春季应该针刺经脉散腧穴，深度要达到分肉腠理的部位，见血就止针，假如病情比较严重，留针的时间要长一些，等到经气传布以后再出针，病情较轻的也可以留针，但时间要短，等经气循行一周后，即可出针。

夏季针刺时，应该刺孙络的腧穴，见血就止针，泻尽邪气后，用手指按闭针孔，等经气循环一周后，病痛即可消除。

秋季针刺时应刺皮肤，顺着肌肤的纹理针刺，不论针刺上部还是下部，都用此法，针刺时要观察病人的神色，直到所转变后即可停止。

冬季针刺时应取深在筋骨间的腧穴，刺在深连筋骨的组织间隙中，病情严重的可以直刺并深入，病情较轻的可以向上下左右不同方向针刺，而且进针要缓慢。

春夏秋冬四个季节，针刺的方法各有不同，必须根据气所在的位置，来确定针刺的部位。

若在春季针刺了夏季应该针刺的部位，就会损伤心气，进而导致脉象紊乱，心气虚弱，致使邪气深入到骨髓之间，这样病就很难治好了，心火虚弱，火不能生土，还会使人出现饮食不下和少气的现象。

在春季针刺了秋季应该针刺的部位，就会损伤肺气，因春天的疾病发生在肝，所以会出现筋挛，而误刺会使病邪在肺部循行，进而引发咳嗽，这样不但不能治愈旧疾，还会因肝气受损，使人出现惊恐、哭泣的情况。

春季针刺了冬季应该针刺的部位，就会损伤肾气，以致邪气深入内脏，使人腹胀，这样不但不能治愈旧疾，还会因肝气受损，使人出现多欲言语的症状。

若在夏季针刺了春季应该针刺的部位，就会损伤肝气，不但不能治愈旧疾，还会使人倦怠无力。

夏季针刺了秋季应该针刺的部位，就会损伤肺气，不但不能治愈旧疾，反而会使人因肺气受损而少言语，肺属金，一旦受到损害，肾脏就会因得不到正常的充养而虚弱，使人出现惊恐、惕然不安，像被人逮捕的样子。

夏季针刺了冬季应该针刺的部位，就会损害肾气，不但不能治愈旧疾，反而会出现精不能转化为阳气而少气的症状。肾属水，肝属木，水不能滋养木，因此人会易怒。

若在秋季针刺了春季应该针刺的部位，会使肝气受损，不但不能治愈旧疾，反而会使人血气上逆，出现惕然不安、容易恐惧、健忘的症状。

秋季针刺了夏季应该针刺的部位，就会损伤心气，不但不能治愈旧疾，反而会使人嗜卧，精神倦怠，多梦。

秋季针刺了冬季应该针刺的部位，就会使肾气受损，不但不能治愈旧疾，反而会使人肾不闭藏，血气内散，时常发冷。

冬季针刺了春季应该针刺的部位，就会耗损肝气，不但不能治愈旧疾，还会因为肝虚魂不潜藏，而使人困乏却

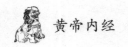

不能安稳地熟睡，即使入睡也会做怪异可怕的梦。

如果冬季针刺了夏季应该针刺的部位，会耗损心气，不但不能治愈旧疾，反而会使人脉气发泄，病邪侵入经脉，引发各种痹病。

冬季针刺秋季应该针刺的部位，会损伤肺气，不但不能治愈旧疾，反而会使人因肝脏化源津液的能力不足而常常口渴。

针刺胸腹的穴位时，千万不要刺伤五脏。如果刺中心脏，经气环行周身后就会死；如果刺中脾脏，五天后就会死；如果刺中肾脏，七天后就会死；如果刺中肺脏，五天后就会死；如果刺中膈膜，五脏都会受到损伤，虽然疾病看似减轻了，但超不过一年就会死。

针刺胸腹的穴位要避免刺伤五脏的关键，是要懂得下针的逆从。"从"就是要知道膈和脾肾等的位置，以避开；如果不知道它们的位置而不能避开，就会伤及五脏，这就是"逆"。针刺胸腹部位时，应该在这些部位覆盖布巾，从单布上进刺，以免针刺过深。假如刺后没有痊愈，可以再刺。

在针刺时，一定要肃静，以待其气；如果用针刺法治疗脓肿，可用摇大针孔的方法使脓血泻出；如果针刺经脉的疾病，则不要摇针。这是针刺的法则。

黄帝说：十二经气败绝的情况是什么样子的？希望听

您讲说一下。

岐伯说：太阳经脉气败绝时，病人会两眼上视，目晴不能转动，身背反张，手足抽搐，面色苍白，出绝汗，绝汗一出，则很快会死亡。

少阳经脉气败绝时，病人会耳聋，全身骨节松懈，两眼直视，好像受到惊吓一样，一旦眼珠不为，一天半后就会死亡；病人临死前的征兆是面色先发青，然后转为白色。

阳明经脉气败绝时，病人口眼歪斜而瞤动，时常惊恐，胡言乱语，脸色发黄，如果其经脉上部下部所过之处，都呈现躁疾盛大之象，并逐渐发展到肌肉麻痹，则很快会死亡。

少阴经脉气败绝时，病人会面色发黑，牙齿好像变长并积满污垢，腹部胀满，上下之气阻隔不通，这就要死亡了。

太阴经脉气败绝时，病人会腹部胀满，呼吸不畅，时常嗳气并伴有呕吐现象，呕吐会使气上逆，气上逆会引起面色发红，如果气不上逆，则会出现上下之气阻隔不通的现象，导致面色发黑，而当皮毛干枯时就要死亡了。

厥阴经脉气败绝时，病人会胸中发热，咽喉干燥，小便频繁，心胸满闷，等到出现舌头卷曲，睾丸上缩的症状时，就要死亡了。

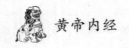

以上所述就是十二经脉之气败绝的症状。

卷第五

脉要精微论篇第十七

【题解】

本篇阐述了各种诊断方法，丰富多彩，而主要在于切脉、察色两个方面，其中提出不同脉象所表现的不同证状，尤为重要。

【原文】

黄帝问曰：诊法何如？岐伯对曰：诊法常以平旦①，阴气未动，阳气未散，饮食未进，经脉未盛，络脉调匀，气血未乱，故乃可诊有过之脉。切脉动静而视精明②，察五色，观五脏有余不足，六府③强弱，形之盛衰，以此参伍④，决死生之分。

夫脉者，血之府也⑤，长则气治⑥，短则气病⑦，数则烦心，大则病进，上盛则气高，下盛则气胀⑧，代则气衰⑨，细则气少，涩则心痛⑩，浑浑⑪革革⑫至如涌泉，病进而危；弊弊绵绵⑬其去如弦绝者死⑭。

166

【注释】

①诊法常以平旦：平旦，即清晨。《类经》五卷第一注："平旦者，阴阳之交也。阳主昼，阴主夜，阳主表，阴主里。凡人身营卫之气，一昼一夜五十周于身。昼则行于阳分，夜则行于阴分，迨至平旦，复皆会于寸口，……故诊法当于平旦初寤之时。"

②精明：指目之精光。《素问经注节解》注："盖人一身之精神，皆上注于目，视精明者，谓视目精之明暗，而知人之精气也。"

③六府：王冰、张介宾、张志聪等，均认为指脏腑之腑。《太素》作"五府"，杨上善注："五府谓头、背、腰、膝、髓五府者也。"刘衡如云："六府为下文所举：①脉者血之府；②头者精明之府；③背者胸中之府；④腰者肾之府；⑤膝者筋之府；⑥骨者髓之府。得强则生，失强则死。《吴注素问》云：'此五府而前文云六，误也。'皆忘尚有'脉者血之府'一段。"两义均通，今从后说。

④参伍：异同对比的意思。《类经》五卷第一注："夫参伍之义，以三相较谓之参，以伍相类谓之伍，盖彼此反观，异同互证，而必欲搜其隐微之谓。如《易》曰："参伍以变，错综其数，……即此谓也。"

⑤脉者，血之府也：经脉为血液会聚之处。王冰注："府，聚也。言血之多少，皆聚见于经脉之中也。"

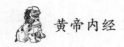

⑥长则气治：长脉如循
长竿，首尾端直，超过本
位。长则气帅血行，气血和
平，故气得治。

⑦短则气病：短脉首尾
俱短，不及本位。短则不
及，故为气病。

⑧上盛则气高，下盛则
气胀：本文所谓上下，诸家
说法不一，王冰、张介宾、
张志聪认为上为寸，下为
尺：吴崑以为"脉之升者为
上"，"脉之降者为下"；马
莳以为寸为上，关为下。
《素问识》云："诸家以上

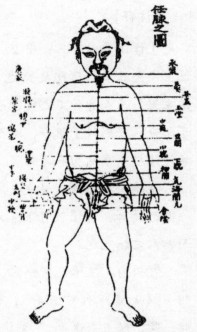

清·乾隆年间佚名氏所绘
《凌门传授铜人指穴》中的任
脉之图

下为寸尺之义，而《内经》有寸口之称，无分三部而为寸
关尺之说，乃以《难经》以降之见读斯经，并不可从。此
言上下者，指上部下部之诸脉。详见三部九候论。"今从
此说。上部脉盛，乃气壅于上，故气上逆而喘呼；下部脉
盛，乃气壅于下，故气滞而胀满。高，气上逆而喘。《类
经》六卷第二十一注："气高者，喘满之谓。"

⑨代则气衰：《太素》卷十六杂诊注："久而一至为

代。"王冰注："代脉者，动而中止，不能自还。"代则气不相续，故为气衰。

⑩涩则心痛：涩脉艰涩而不滑利，为气滞血少，不能养心，故心痛。

⑪浑浑：《广雅》释训："大也。"此指大脉而言，与上文"大则病进"义合。

⑫革革（jíjí 吉吉）：脉来急速状。革。《礼记》檀弓："若疾革。"

⑬弊弊绵绵：脉来隐约不显微细无力之状。弊，隐也。又弊弊，与瞥瞥音近，或为之假借，瞥瞥，大奇论："脉至如火薪然。"王冰注："瞥瞥不定其形。"《病源》卷四虚劳阴萎候云："诊其脉，瞥瞥如羹上肥，阳气微。"与此义近。绵绵，王冰注："言微微似有，而不甚应手也。"

⑭去如弦绝者死：形容脉象如弦断绝而不复至，为气血衰竭，生机已尽，故主死。王冰注："如弦绝者，言脉卒断如弦之绝去也。"又，王玉川云："脉去如弦绝者，当是《金匮要略》五脏风寒积聚篇所谓'肝死脏，浮之弱，按如索不来，或曲如蛇行者死'。"可参。

【语译】

黄帝问：诊脉的方法是怎样的？

岐伯说：诊脉一般以早晨为最佳，因为这时人还没有从事劳动，阴气没被扰动，阳气没有损减消散，尚未进

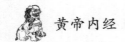

食，经脉之气还不旺盛，络脉之气也非常均匀平静，气血没有受到扰乱，所以能诊察出有病的脉象。

在诊察脉搏动静变化时，还要观察眼睛的精明，以候神气，还要仔细观察面部五色的变化，以了解脏腑的强弱虚实和形体的盛衰情况，把这些综合在一起分析，以断定疾病的吉凶、转移和发展。

脉是血液汇集的地方。脉长表明气血调和；脉短表明气塞不通；脉数表明体内火热，体内有热邪则心烦躁；脉大表明邪气过盛，而且病情正在发展；上部的脉象充盛，表明病邪壅塞于胸，会出现呼吸急促的症状；下部的脉象充盛，表明病邪滞留于腹部，会出现胀满的症状；脉代表明元气虚弱；脉细说明正气衰竭；脉涩表明血少气滞，会出现心痛的症状。脉象来势躁大而迅疾，好像泉水上涌，表明病情正在发展，而且十分危险；脉象来势隐约而微弱，似有若无，去势如弓弦突然断绝一般，表明气血已经衰绝，已失去生机，这是死亡的征象。

【原文】

夫精明五色者，气之华也。赤欲如帛裹朱①，不欲如赭；白欲如鹅羽，不欲如盐；青欲如苍璧之泽②，不欲如蓝；黄欲如罗裹雄黄③，不欲如黄土；黑欲如重漆色，不欲如地苍④。五色精微象见矣⑤，其寿不久也。夫精明者，所以视万物，别白黑，审短长。以长为短，以白为黑，如

170

是则精衰矣。

【注释】

①帛裹朱：形容白中透红，而又不显露于外，如帛包着朱砂一样。帛，丝织品；朱，朱砂。

②苍璧之泽：形容色泽青而明润如青玉。

③罗裹雄黄：形容黄色如丝包裹着雄黄，黄而明润。罗是丝织品，轻软而细密。

④地苍：形容色青黑晦暗而无光泽。《类经》六卷第三十注："地之苍黑，枯暗如尘。"

⑤五色精微象见矣：指五脏之真色显露于外，已无藏蓄，是一种凶兆。吴崑注："精微象见，言真元精微之气，化作色相，毕现于外更无藏蓄，是真气悦也，故寿不久。"又王玉川云："于鬯《香草窗续校书》云：'此精微二字侧而不平，与他文言精微者独异。微。盖衰微之义。精微者，精衰也。下文云：以长为短，以白为黑，如是则精衰矣。彼明出精衰二字，精衰与精微正相照应，亦上下并文同义之例也。篇名题脉要精微，义本于此。脉要精微者，犹诊要经终也。经终者，谓十二经脉之终。精微二字义侧，犹经终二字义侧矣。'按下云'言而微'，微亦衰也。于鬯此说，颇有见地。"此说亦颇可参。

【语译】

眼睛的精亮明润和面部的色泽是内在五脏之气在外的

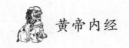

表现。红色应该像白布包裹着朱砂一样，明润而不暴露，不该像赭石那样，红中带紫，暗无光泽；白色就该像鹅的羽毛那样洁白而有光润，不该像盐的颜色白而灰暗；青色应该像碧玉一样青而明润，不该像蓝色青中带有沉暗；黄色应该像罗绢包裹着雄黄一样，黄而明润，不该有如黄土般暗淡没有光华；黑色应该像重漆一样，乌黑发亮，不该像地苍般枯暗无光。如果五脏真色显露在外，则表明真气外脱，人的寿命也就不长了。

眼睛精亮明润才能察看万物、分辨黑白、审视长短。如果长短识辨不出、黑白分辨不清，就说明精气衰绝了。

【原文】

五脏者，中之守也①，中盛脏满，气胜伤恐②者，声如从室中言，是中气之湿也③。言而微，终日乃复言者，此夺气也。衣被不敛，言语善恶，不避亲疏者，此神明之乱也。仓廪不藏者，是门户不要也④。水泉不止⑤者，是膀胱不藏也。得守者生，失守者死。夫五脏者，身之强也⑥。头者精明之府⑦，头倾视深⑧，精神将夺矣。背者胸中之府⑨，背曲肩随，府将坏矣。腰者肾之府，转摇不能，肾将惫矣。膝者筋之府⑩，屈伸不能，行则偻附⑪，筋将惫矣。骨者髓之府⑫，不能久立，行则振掉，骨将惫矣。得强则生，失强则死。

岐伯曰：反四时者，有余为精，不足为消⑬。应太过，不足为精；应不足，有余为消⑭。阴阳不相应，病名曰关格⑮。

【注释】

①五脏者，中之守也：中，里也。脏为阴，属里，故曰中。守，职守。盖谓五脏主藏精神，各有一定职守。王冰注："身形之中，五神安守之所也。"《素问经注节解》注：腑为阳，属表，脏为阴。属里。惟属里故曰中。守者，注云五神安守之所，是矣。"

②气胜伤恐：王冰注："气胜，谓胜于呼吸而喘息变易也。夫腹中气盛，肺脏充满，气胜息变，善伤于恐。"

③是中气之湿也：《太素》卷十六杂诊注："中气得湿，上冲胸嗌，故使声重如室中言也。"

④仓廪不藏者，是门户不要也：脾胃为仓廪之官，故仓廪实指脾胃。门户，指肛门。要，约束的意思。说明脾胃不能藏纳水谷精气，中气失守，可出现泄利不禁的病变。

⑤水泉不止：即小便不禁。《太素》卷十六杂诊注："水泉，小便也。"

⑥五脏者，身之强也：《太素》卷十六杂诊注："五脏藏神，藏神为身主，故是身之强也。"

⑦头者精明之府：人身精气，上会于头，神明上出于目，故头为精明之府。

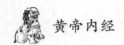

⑧头倾视深：形容头低垂不能举，两目深陷凝视而无神的样子。

⑨背者胸中之府：背为脏俞所系，内悬五脏，故为五脏之府。胸中，此处指五脏。马莳注："胸在前，背在后，而背悬五脏，实为胸中之府。"

⑩膝者筋之府：此与筋会于阳陵之义同。膝为大筋会聚之处。《太素》卷十六杂诊注："身之大筋聚结于膝。"

⑪行则偻附：形容曲腰附物移步的样子。吴崐注："偻，曲其身也；附，不能自步，附物而行也。"

⑫骨者髓之府：髓藏于骨中，故骨为髓之府。

⑬反四时者，有余为精，不足为消：王冰注："夫反四时者，诸不足皆为血气消损。诸有余皆为邪气胜精也。"《类经》六卷第二十二注："此言四时阴阳脉之相反者，亦为关格也。禁服篇曰：'春夏人迎微大，秋冬寸口微大，如是者，命曰平人。'以人迎为阳脉而主春夏，寸口为阴脉而主秋冬也。若其反者，春夏气口当不足而反有余，秋冬人迎当不足而反有余，此邪气之有余，有余者反为精也。春夏人迎当有余而的台湾省足，秋冬寸口当有余而反不足，此血气之不足，不足者日为消也。"王玉川云："盖有余不足皆指脉言，有余指脉大，不足指脉小。消谓正气消沉，精谓邪甚。《吕氏春秋》勿躬云：'自蔽之精者也。'注云：'精，甚也。'王注'邪气胜精'之说，乃望

文生义，不可从也。又，此篇所谓有余不足，是人迎寸口对比诊脉法，故下文云'阴阳不相应，病名曰关格。'《类经》注引《灵枢》禁服为说，与本篇原文相证，若合符节。"此说颇有道理，今从之。

⑭应太过，……有余为消：《类经》六卷第二十二注："如春夏人迎应太过，而寸口之应不足者，反有余而为精；秋冬寸口应太过，而人迎之应不足者，反有余而为精，是不足者为精也。春夏寸口应不足，而人迎应有余者，反不足而为消；秋冬人迎应不足，而寸口应有余者，反不足而为消，是有余者为消也。应不足而有余者，邪之日胜；应有余而不足者，正必日消。"

⑮关格：此指阴阳气血不相顺从，而关格不通之病，非指上为呕吐下为大小便不通之关格病。王冰注："阴阳之气不相应合，不得相营，故曰关格也。"

【语译】

五脏的主要功能是藏精守内，它们在体内各有分工。若邪气在腹中旺盛，脏气壅满，气盛而喘，容易惊恐，语音重浊不清，好像在室内说话一样，这表明中气功能丧失，而有湿邪入侵。如果语音低弱，气不接续，语言不能相继，表明正气被劫夺。如果不知穿衣盖被，说话不分好坏，不能识辨亲疏远近，就表明神明错乱。如果脾胃不能受纳贮藏水谷精气，而致使泻泄不止，是中气失守，肛门不能约制的表现。小便失禁，是因为膀胱不能闭藏。总之，如果五脏的功能正常，各尽其职，人就能生；如果五脏之气不能固守于内，各失其职，人就会死。

五脏精气充足是身体健壮的根本。头是精明之府，如果头低垂，眼睛凹陷而没有神采，则表明精神即将败坏。背悬五脏，是胸中之府，如果出现后背弯曲，肩

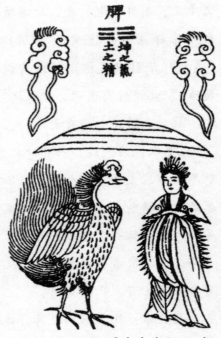

唐代胡习愔《黄庭内经五脏六腑图》之脾图死亡。

部下垂，表明胸中的脏气将要衰败。肾位于腰际，因此腰是肾之府，如果腰部不能运转扭动，是肾气要衰绝的征象。膝是筋汇集的地方，因此膝是筋之府，如果不能屈伸，走路时需要依附外物，就表明筋的功能要衰绝了。骨是髓之府，如果不能长久站立，走路时摇晃不稳，说明髓虚，骨的功能将要衰败。总之，如果五脏之气能由弱转强，即便生病也能痊愈；如果五脏之气不能恢复强健，则疾病不能治愈，人会死亡。

岐伯说：人的脏腑是应当与四时相应的。如果与四时相违背了，那么五脏的精气就会过盛，六腑的传化之物则会不足。如果相应太过，那么五脏的精气倒会不足；而如果相应不足，那么六腑的传化之物倒会有分。这都是阴阳不相应合，病名为关格。

【原文】

帝曰："脉其四时动奈何？知病之所在奈何？知病之所变奈何？知病乍在内奈何？知病乍在外奈何？请问此五者，可得闻乎？岐伯曰："请言其与天运转①也。万物之外，六合之内②，天地之变，阴阳之应，彼春之暖，为夏之暑，彼秋之忿，为冬之怒③，四变之动，脉与之上下④。以春应中规，夏应中矩，秋应中衡，冬应中权⑤。是故冬至四十五日，阳气微上，阴气微下；夏至四十五日，阴气微上，阳气微下。阴阳有时，与脉为期，期而相失，知脉所分，分之有期⑥，故知死时。微妙在脉，不可不察，察之有纪，从阴阳始⑦，始之有经，从五行生⑧，生之有度，四时为数，循数勿失，与天地如一⑨，得一之情，以知死生。是故声合五音⑩，色合五行⑪，脉合阴阳。

【注释】

①其与天运转：指人体气机的运动变化，应合于天气阴阳运转变化的情况。《太素》卷十四四时脉诊注："人身合天，故请言人身与天合气转运之道也。"

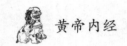

②万物之外，六合之内：泛指天地之间。六合，指四方上下。

③彼秋之忿，为冬之怒：由秋气之劲急，变为冬气之寒杀。《注解伤寒论》伤寒例云："秋忿为冬怒，从肃而至杀也。"忿、怒，在此以喻秋气与冬气。

④脉与之上下：脉随四时阴阳的变化而浮沉。马莳注："盖四时有变，而吾人之脉将随之而上下耳。上下者，浮沉也。"

⑤春应中规，夏应中矩，秋应中衡，冬应中权：此处之规、矩、权、衡是四季脉象的形容词。中，合的意思；规，为圆之器；矩，为方之器；衡，为称杆；权，称锤。王冰注："春脉较弱，轻虚而滑，如规之象，中外皆然，故以春应中规；夏脉洪大，兼之滑数，如矩之象，可正平之，故以夏应中矩；秋脉浮毛，轻涩而散，如称衡之象，高下必平，故以秋应中衡；冬脉如石，兼沉而滑，如称权之象，下远于衡，故以冬应中权也。"

⑥期而相失，知脉所分，分之有期：期而相失，指春规、夏矩、秋衡、冬权不合于度，其脉不能与四时相适应。知脉所分，指五脏之脉，各有所属，脉有四时之分。分之有期，指脉搏的变化随四时衰旺变化各有其一定的时间。《类经》五卷第九注："期而相失者，谓春规、夏矩、秋衡、冬权不合于度也。如脉所分者，谓五脏之脉，各有

所属也。分之有期者，谓衰王各有其时也，知此者则知死生之时也。"

⑦察之有纪，从阴阳始：指诊察脉象有一个纲纪，即先从辨别阴阳开始。

⑧始之有经，从五行生：诊脉之阴阳本始，有十二经脉，十二经脉与五行有密切的关系。《太素》卷十四四时脉诊注："阴阳本始，有十二经脉也，十二月经脉，从五行生也。……脉从五行生，木生二经，足厥阴、足少阳也。火生四经，手少阴、手太阳、手厥阴、手少阳也。土生二经，足太阴、足阳明也。金生二经，手太阴、手阳明也。水生二经，足少阴、足大（音义俱同太）阳也。此为五行生十二经脉。"

⑨循数勿失，与天地如一：遵循四时阴阳的变化规律，使人体的气机，不得与之相失，则人体的阴阳变化，自能与自然界协调统一。循，遵也。数，规律的意思。

⑩声合五音：指声和音可互相应合。声即呼、笑、歌、哭、呻五声；五音即角、徵、宫、商、羽。

⑪色合五行：指五色配五行。五色，青、黄、赤、白、黑。青为木色，黄为土色，白为金色，赤为火色，黑为水色。

【语译】

黄帝问：脉象是怎么随着四时的变化而变化的？怎样

从脉象上得知疾病的所在？怎么从脉象上得知疾病的变化？怎么从脉象上得知疾病发生在内部？怎么从脉象上得知疾病发生在外部？能详细地给我讲解一下这五个问题吗？

岐伯说：让我讲讲人体的阴阳升降和天体运转相适应的道理吧。万物之外，六合之内，天地间的一切变化都与阴阳四时的变化相合。比如，从春天的温暖发展到夏天的酷热，从秋天的劲急发展到冬天的肃杀，人体的脉象也随着这四时气候的转变而发生上下浮沉的变化。春天人体的脉象有如圆规画出的圆般圆滑；夏天的脉象有如方形的矩一样盛大；秋天的脉象像秤杆那样轻浮，冬天的脉象像秤锤那样沉下。

四时的阴阳变化也是这样的，从冬至到立春的四十五天，阳气微升，阴气微下；从夏至到立秋的四十五天，阴气微升，阳气微下。四时阴阳的升降变化是有固定规律的，人体脉象的变化也应该与之一致，如果脉象的变化和四时的阴阳变化不一致，就是有病，根据脉象的异常变化就能分辨疾病发生在哪个脏器，再根据脏气的盛衰和四时阴阳变化的时期，就能够诊断出疾病的发生和死亡时间。四时阴阳变化的微妙都会表现在脉象上，一定要仔细诊察。诊脉要有一定的原则，即首先辨别阴阳，因为人体十二经脉应五行而有生生之机，所以以五行生克的规律来观测脉象的虚实盛衰，并以四时阴阳的变化为准度。根据脉象虚实，而各施补法泻法，补泻不可用错，才能使人体的阴阳与天地的阴阳相应。掌握了人和天地阴阳相应的道理，就能判断疾病的预后和生死。

因此五声与五音相应合；五色与五行相应合；脉象与四时阴阳相应合。

【原文】

是知阴盛则梦涉大水恐惧；阳盛则梦大火燔灼；阴阳俱盛则梦相杀毁伤；上盛则梦飞；下盛则梦堕；甚饱则梦予；甚饥则梦取；肝气盛则梦怒①；肺气盛则梦哭②；短虫③多则梦聚众；长虫④多则梦相击毁伤。

【注释】

①肝气盛则梦怒：肝之志为怒，故肝气盛则梦怒。

②肺气盛则梦哭：肺之志为悲，故肺气盛则梦悲哀而哭。

③短虫：即蛲虫等体短之寄生虫。

④长虫：即蛔虫等体长之寄生虫。

【语译】

阴气过盛，会梦见涉渡大水而惊恐；阳气过盛，会梦见大火烧灼；阴阳之气都盛，会梦见互相厮杀而毁坏受伤；气盛于上部，会梦见飞升；气盛于下部，会梦见下

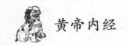

坠；吃得太饱，会梦见送东西给人；饥饿时会梦见索取东西；肝气过盛，会梦中发怒，肺气过盛，会梦中哀伤哭泣；腹中蛲虫过多，会梦见众人齐聚；腹内长虫过多，会梦见相互搏杀而受损。

【原文】

是故持脉有道，虚静为保①。春日浮，如鱼之游在波；夏日在肤，泛泛乎②万物有余；秋日下肤，蛰虫将去；冬日在骨，蛰虫周密，君子居室。故曰：知内者按而纪之，知外者终而始之③。此六者，持脉之大法。

【注释】

①虚静为保：诊脉时一定要虚心静气心无杂念，精神集中，才能保证诊察准确。

②泛泛乎：形容浮盛而满溢的样子。吴崐注："泛泛然充满于指。"

③知内者按而纪之，知外者终而始之：要知道内部脏气的情况，可按脉以分辨其脏腑虚实之病。要知道体表经气的情况，可从经脉循行的经络上加以诊察。《类经》五卷第九注："内言脏气，脏象有位，故可按而纪之；外言经气，经脉有序，故可终而始之。"

【语译】

因此诊脉有一定的要诀，只有平心静气，才不会诊断失误。春季的脉上浮在外，有如鱼游波中；夏季的脉在皮肤中，洪大旺盛，充满指下，如同夏季万物繁荣茂盛的样子；秋季的脉见微沉，似在皮肤之下，就好像蛰虫要入穴潜伏一般；冬季的脉沉伏在骨，就好像冬眠的虫子密藏不出，人们也深居在密室一样。所以说体内五脏的情况，可

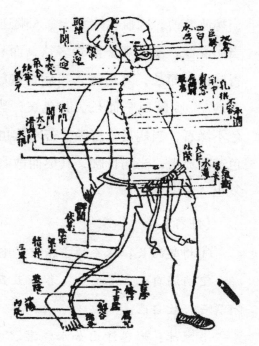

明代高武《针灸聚英》经穴图中的胃经图

以从脉象上分辨出来，但必须重按才能得到要领；而外部经脉之气的情况，通过在经脉循行的经络上诊察而知其终始。以上这春、夏、秋、冬、内、外六方面，就是诊脉的重要法则。

【原文】

心脉搏坚而长①，当病舌卷不能言；其耎而散者，当消渴自己②。肺脉搏坚而长，当病唾血；其耎而散者，当病灌汗③，至令不复散发也④。肝脉搏坚而长，色不青，

183

当病坠若搏，因血在胁下，令人喘逆；其耎而散色泽⑤者，当病溢饮，溢饮者，渴暴多饮，而易入肌皮肠胃之外也。胃脉搏坚而长，其色赤，当病折髀⑥；其耎而散者，当病食痹⑦。脾脉搏坚而长，其色黄，当病少气；其耎而散，色不泽者，当病足骭行肿，若水状也。肾脉搏坚而长，其色黄而赤者，当病折腰；其耎而散者，当病少血，至令不复也。

【注释】

①搏坚而长：脉象搏击指下，坚劲有力而长。

②消渴自己：《太素》卷十五五脏脉诊注："消渴以有胃气，故自己。"

③灌汗：形容汗出如水浇灌。《素问经注节解》注："灌汗者，汗出浸淫，有如浇灌。"

④不复散发也：吴崐注："不能更任发散也。"姑从此义。

⑤色泽：即颜色鲜泽的意思。形容水肿病浮肿，面目颜色鲜泽。

⑥折髀：形容股骨部疼痛如折。髀，即股骨部。

⑦食痹：病名。指食后不能消化，闷痛气逆，必吐出乃止的一种疾病。《太素》卷十五五脏脉诊注："胃虚不消水谷，故食积胃中，为痹而痛。"

【语译】

心脉如果搏击有力而长，是心经邪气过盛的表现，火盛气浮，会出现舌头卷曲而不能言语的疾状；如果脉象柔软而散乱，则是消渴病，等胃气恢复后，疾病就会痊愈。肺脉如果搏击有力而长，是火邪侵犯肺部，症状是痰中带血；如果脉象柔软而散乱，说明肺脉不足，会汗出不止，这时不能用发汗疏散的方法治疗。肝脉如果搏击有力而长，面色不青，此病不是发自内部，而是因跌坠或搏击所致，血淤积在肋下，妨碍了肺气的升降，使人气逆，喘息；如果脉象柔软而散乱，面有光泽，就是溢饮病，这是因为口渴暴饮，水液不能排除体外，而进入肌肉皮肤之间、肠胃之外所引起的。胃脉如果搏击有力而长，面色发红，会出现大腿疼痛，像折断了一样的情况；如果脉象柔软而散乱，则说明胃气不足，这是食痹病。脾脉如果搏击有力而长，面色发黄，是脾气不运，症状是少气无力；如果脉象柔软而散乱，面色没有光泽，是脾虚，不能运化水湿，使足胫浮肿，好像水肿病的样子。肾脉如果搏击有力而长，面色黄里透红，说明心脾之邪过盛而侵犯肾，使肾受损，病症是腰疼痛严重，好像折断了一样；如果脉象柔软而散乱，则表明为精血虚少之病，身体再难康复。

【原文】

帝曰：诊得心脉而急，此为何病？病形何如？岐伯

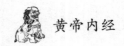

曰：病名心疝①，少腹当有形也。帝曰：何以言之？岐伯曰：心为牡脏②，小肠为之使③，故曰少腹当有形也。帝曰：诊得胃脉，病形何如？岐伯曰：胃脉实则胀，虚则泄。帝曰：病成而变何谓？岐伯曰：风成为寒热④，瘅成为消中⑤，厥成为巅疾⑥，久风为飧泄，脉风成为疠⑦，病之变化，不可胜数。帝曰：诸痈肿筋挛骨痛，此皆安生？岐伯曰：此寒气之肿⑧，八风之变也。帝曰：治之奈何？岐伯曰：比四时之病，以其胜治之愈也⑨。

【注释】

①心疝：病名。疝有痛意。此处当指小肠疝气而言。《圣济总录》卷九十四心疝云："夫脏病必传于腑，今心不受邪，病传于腑，故小肠受之，为疝而痛，少腹当有形也。世之医者，以疝为寒湿之疾，不知心气之厥，亦能为疝。心疝者，当兼心气以治之。"

②心为牡脏：牡属阳性。心属火而居膈上，所以叫牡脏。

③小肠为之使：心与小肠相表里，所以称小肠为心之使。

④风成为寒热：一指风邪致病，多为恶寒发热的寒热病；一指虚劳寒热之病。《素问识》云："寒热，盖虚劳寒热之谓。即后世所称风劳。"两义皆通。

⑤瘅成为消中：瘅是热的意思。积热之久，热燥津

伤，就会发展为善食而易饥的中消病。

⑥厥成为巅疾：巅，在此同癫，《太素》作"癫"可证，即癫痫病。气逆上而不已，就会形成上实下虚的癫痫病。吴崐注："巅痫同，古通用。气逆上而不已，则上实而下虚，故令忽然癫仆，今世所谓五痫是也。"

⑦脉风成为疬：疬即疬风。风毒伤人血脉会成为疬风病。风论云："风寒客于脉而不去，名曰疬风。"《太素》卷十六杂诊注："贼风入腠不泄成极变为疬，亦之谓大疾，眉落鼻柱等坏之也。"

⑧寒气之肿：寒气之聚结。肿，钟也，《释名》释疾病："寒热气所钟聚也。"

⑨以其胜治之愈也：即根据五行生克的规律，以其胜制之气味治之就会痊愈。张志聪注："以胜治之者，以五行气味之胜治之而愈也。如寒淫于内，治以甘热。如东方生风，风生木，木生酸，辛胜酸之类。"

【语译】

黄帝问：诊脉时，如果心脉劲急，是什么病？病症是什么？

岐伯说：这是心疝病，此病会在少腹部位出现症状。

黄帝问：这是为什么呢？

岐伯说：心属阳脏，和小肠互为表里，脏病下移传给腑，位于小腹部的小肠受其影响而引起疝痛，所以少腹部

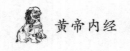

会出现症状。

黄帝说：如果诊察到胃脉异常，会出现什么症状？

岐伯说：胃脉实，表明邪气有余，会出现腹胀满病；胃脉虚，则表明胃气不足，会出现泄泻病。

黄帝问：疾病是如何形成并发展变化的呢？

岐伯说：感受风邪，会出现寒热病；热邪滞留过久，可演化为消中病；体内之气逆上不止，会发展成癫痫病；风气通于肝，感受风邪时间长了，木邪欺土，可出现飧泄病；风邪侵入血脉，长久停留就会引发疬风病。疾病的发展变化是千变万化，无法说尽的。

黄帝问：各种痈肿、筋挛、骨痛等疾病是怎样发生的？

岐伯说：这些都是寒邪和八风之邪侵袭人体后而引发的疾病。

黄帝问：如何治疗这些病？

岐伯说：这些疾病是四时偏胜之邪气所引起的，因此用五行相胜的道理治疗即可治愈。

【原文】

帝曰：有故病五脏发动①，因伤脉色，各何以知其久暴至之病乎？岐伯曰：悉乎哉问也！征②其脉小色不夺③者，新病也；征其脉不夺其色夺者，此久病也；征其脉与五色俱夺者，此久病也；征其脉与五色俱不夺者，新病也。肝与肾脉并至，其色苍赤，当病毁伤，不见血，已见血；湿若中水也。

【注释】

①有故病五脏发动：故病，指宿疾，五脏发动，指触感新邪。《类经》六卷第三十六注："有故病，旧有宿病也。五脏发动，触感而发也。"

②征：验，或审的意思。

③夺：有"失"或"衰"的意思。

【语译】

黄帝问：从五脏发动的旧病和感受邪气而生发的新病，都会使脉色发生变化，如何分辨它们呢？

岐伯说：您问得真详细！只需察诊脉象和观察气色就能分辨出来：如果脉小而面色正常，就是新病；如果脉正常而面色反常，就是旧病；如果脉象和气色都有异常，也属旧病；如果脉象和面色都正常，就是新病。如果肝脉和肾脉出现沉弦的现象，面色苍赤，应该是毁伤瘀血所致，经脉滞涩，血气凝结，不论外部有没有血，形体一定会肿胀，症状如同因湿邪听引起的水肿。

【原文】

尺内①两傍，则季胁也，尺外②以候肾，尺里③以候腹。中附上④，左⑤外以候肝，内以候鬲；右外以候胃，内以候脾。上附上，右外以候肺，内以候胸中；左外以候心，内以候膻中。前以候前，后以候后⑥。上竟上者⑦，胸喉中事也；下竟下者，少腹腰股膝胫足中事也。

【注释】

①尺内：指尺泽部的内侧。尺，此指尺泽部，属于诊尺肤的部位。《太素》卷十五五脏脉诊注："从关至尺泽为尺也。"

②尺外：指尺泽部外侧。

③尺里：当指尺泽部的中间处。《太素》卷十五五脏脉诊注："自尺内两中间。"

④中附上、上附上：将尺肤《自肘关节至腕关节的皮肤）部分为三段，则靠掌部者为上段，靠肘部者为下段，中间者为中段。中附上，当指中段。上附上，当指上段。

⑤左、右：指左右手。下左、右同。

⑥前以候前，后以候后：指尺肤部的前面，即臂内阴

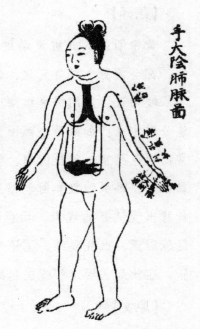

《产经》十脉
图中的手太阴肺脉图

经之分，以候胸腹部的病；尺肤部的后面，即臂后阳经之分，以候背部的病。《太素》卷十五五脏脉诊注："当此尺里跗前以候胸腹之前，跗后以候背后。"

⑦上竟上者，下竟下者：上竟上者，当指尺肤部上段直达鱼际处；下竟下者，当指尺肤部下段直达肘横纹处。王冰注："上竟上，至鱼际也；下竟下，谓尽尺之动脉处也。"

【语译】

按压尺部的脉两旁可反映胸胁的病变，轻按尺部可知肾脏的病变，重按可知腹部的病变。就尺部的中段来说，轻按其左可反映肝脏的病变，重按可反映膈部的病变；轻按其右可反映胃的病变，重按可反映脾脏的病变。就尺部的上段来说，轻按其右可反映肺的病变，重按可反映胸中的病变；轻按其左可反映心脏的病变，重按可反映膻中的病变。从臂内阴经之分，可反映胸腹的病变；从臂外阳经之分，可反映背部的病变。从尺部的上段到鱼际的，立置，可反映胸部和喉部的病变；从尺部的下段到肘横纹的位置，可诊断少腹、腰、股、膝、胫、足等处的病变。

【原文】

粗大①者，阴不足阳有余，为热中也。来疾去徐，上实下虚，为厥巅疾；来徐去疾，上虚下实，为恶风②也。故中恶风者，阳气受也。有脉俱沉细数者，少阴厥③也；

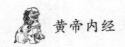

沉细数散者，寒热也；浮而散者，为眴仆④。诸浮不躁者皆在阳，则为热；其有躁者在手，诸细而沉者皆在阴，则为骨痛；其有静者在足。数动一代者，病在阳之脉也，泄及便脓血。诸过者切之，涩者阳气有余也，滑者阴气有余也。阳气有余为身热无汗，阴气有余为多汗身寒，阴阳有余则无汗而寒。

【注释】

①粗大：指洪大脉，王冰注："谓脉洪大也。"乃阳热有余之脉。

②恶风：即疠风病。高士宗注："恶风，疠风也。"

③少阴厥：指少阴肾气逆之阳厥病。

④眴仆：头眩而仆倒一类的疾病。王冰注："头弦而仆倒也。"

【语译】

脉象盛大，说明阴精不足，阳气有余，属热中之病。脉象来时急促，去时缓慢，说明上部实而下部虚，气逆乱上冲，容易出现癫仆一类的疾病。脉象来时迟缓，去时急促，说明上部虚而下部实，容易出现疠风一类的疾病。之所以会患这种病，是因为阳气虚弱，失去保卫能力，并感受了邪气。

两手脉都沉细而数，是少阴经经气逆乱的疾病；如果脉象沉细数而散乱，是阴血耗损，容易出现阳盛阴虚的虚劳寒热病。脉浮而散乱，易发眩晕仆倒的疾病。如果脉象浮而不躁急，表示病邪在阳分，会出现发热症状，疾病在足三阳经；如果脉象浮而躁急，疾病在手三阳经。如果脉象细而沉，表明病邪在阴分，多出现骨节疼痛的症状，疾病在手三阴经；假如脉象细沉而静，疾病在足三阴经。如果脉搏跳动几次就会停歇一次，说明邪气滞留在阳分，会出现泄利或大便脓血的疾病。

诊察到各种有病的脉象而切按时，如果脉涩，表明阳气有余；脉滑，表明阴气有余。阳气有余会身热无汗；阴气有余，就多汗身冷；阴气阳气都有余，就会无汗发冷。

平人气象论篇第十八

【题解】

本篇说明平人的脉息至数与其变化，及各种疾病的脉象和诊察方法。其中阐述脉从四时之理，指出四时五脏的平脉、病脉、死脉。归结到底，总以胃气为本。

【原文】

黄帝问曰：平人何如？岐伯对曰：人一呼脉再动，一吸脉亦再动，呼吸定息①脉五动，闰以太息②，命曰平人。平人者，不病也。常以不病调病人，医不病，故为病人平息以调之为法。人一呼脉一动，一吸脉一动，曰少气。人

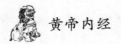

一呼脉三动，一吸脉三动而躁，尺热③曰病温；尺不热脉滑曰病风；脉涩曰痹。人一呼脉四动以上曰死④；脉绝不至曰死；乍疏乍数曰死。

【注释】

①呼吸定息：张介宾："出气曰呼，入气曰吸。一呼一吸，总名一息。呼吸定息，谓一息既尽，而换息未起之际也。"

②闰以太息：张介宾："闰，余也，犹闰月之谓。言平人常息之外，间有一息甚长者，是谓闰以太息。"

③尺热：尺肤热，即腕关节至肘关节之间皮肤上发热。

④人一呼脉四动以上曰死：一呼脉四动以上，是一息八至以上，《难经》谓之"夺精"，是精气衰夺的意思，故曰死。

【语译】

黄帝问：正常人的脉象是怎样的？

岐伯说：人呼一次气，脉跳动两次，吸一次气，脉也跳动两次，一呼一吸为一息，而呼气和吸气中间，脉搏又跳动一次，这样一息脉搏共跳动五次，这就是"平人"的脉象。平人就是健康无病之人，通常以正常人的呼吸为标准，诊测病人的呼吸数和脉搏跳动数，如果医生无病，就可以用自己的呼吸来计算病人的脉搏跳动次数，这是诊脉之法。人呼一次气，脉跳动一次，吸一次气，脉也只跳动一次，这是气虚的现象。人呼一次气，脉跳动三次，吸一次气，脉也跳动三次并躁急，尺肤发热，就是得了温病；如果尺肤不热，脉滑，就是得了风病；如果脉涩，就是得了痹病。入一呼一吸时，如果脉搏跳动八次以上，表明精气衰夺，是死脉；如果脉搏中断，绝而不来，也是歹三脉；如果脉搏节律不匀，散乱无序，时慢时快，则说明气血紊乱，亦是死脉。

【原文】

平人之常气禀于胃，胃者平人之常气也；人无胃气曰逆，逆者死。春胃①微弦曰平，弦多胃少曰肝病，但弦无胃曰死；胃而有毛曰秋病，毛甚曰今病。藏真②散③于肝，肝藏筋膜之气也。夏胃微钩④曰平，钩多胃少曰心病，但钩无胃曰死；胃而有石曰冬病，石甚曰今病。藏真通于心，心藏血脉之气也。长夏胃微冥弱曰平，弱多胃少曰脾病，但代无胃曰死；耎弱有石曰冬病，弱甚曰今病。藏真濡于脾，脾藏肌肉之气也。秋胃微毛⑤曰平，毛多胃少曰肺病，但毛无胃曰死；毛而有弦曰春病，弦甚曰今病。藏真高于肺，以行荣卫阴阳也。冬胃微石⑥曰平，石多胃少曰肾病，但石无胃曰死；石而有钩曰夏病，钩甚曰今病。脏真下于肾，肾脏骨髓之气也。

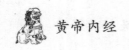
【注释】

①胃：指脉中的胃气。《玉机真藏论》："脉弱以滑，是有胃气。"《终始篇》："邪气来也，紧而疾；谷气来也，徐而和。"是皆胃气之谓。脉有胃气，是有柔和的现象。

②藏真：指五脏所藏的真气。姚止庵："五藏既以胃气为本，是胃者五藏之真气也，故曰藏真。无病之人，胃本和平，其气随五藏而转。是故入于肝，则遂其散发之机，于是肝得和平之气以养其筋膜而无劲急之患。"

③散：吴崐："肝气喜散。春时肝木用事，故五藏天真之气，皆散于肝。"

④钩：王冰："前曲后居，如操带钩也。"即脉洪大有来盛去衰的现象。

⑤毛：王冰："秋脉也。谓如物之浮，如风吹毛也。"即脉来轻虚以浮，指端的感觉有如按在毛上。

⑥石：马莳："冬时肾脉必主于石，如石之沉于水也。"即脉来如石沉水。

【语译】

人的正常脉气来源于胃，胃气是平人脉息的正常之气，人的脉息中如果没有胃气，就是逆象，出现逆象就会死亡。

春季的脉象，如果弦中带有冲和的胃气，为平脉；弦多而冲和的胃气少，说明肝脏有病；只见弦脉而全无冲和的胃气，就是死脉；脉中虽有胃气，却兼见毛脉之象，是春见秋脉，可预知到了秋天就会生病，如果毛脉之象明显，则金克木，会立即发病。春季肝气旺盛，五脏的真气输散于肝，以养筋膜，因此说肝藏滋养筋膜之气。

夏季的脉象，如果钩中带有冲和的胃气，为平脉；钩多而冲和的胃气少，缺少和缓之象，说明心脏有病；只见钩脉而全无冲和的胃气，就是死脉；脉中虽有胃气，却兼见石脉之象，是夏见冬脉，可预知到了冬天就要发病；如果石脉之象明显，则水克火，会立即发病。夏季心气旺盛，五脏的真气输通于心，心主血脉，因此说心藏充养全身血脉之气。

长夏季节的脉象，如果弱中有冲和的胃气，为平脉；弱多而冲和的胃气少。说明脾脏有病；只见代脉而全无冲和的胃气，就是死脉；弱脉中兼见石脉之象，是长夏见冬脉，可预知预到了冬天就要发病；如果弱脉之象很明显，会立即生病。长夏季节脾气旺盛，五脏的真气

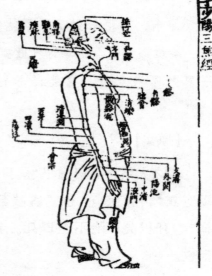

明代高武《针灸聚英》经穴图中的手少阳三焦经图

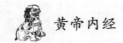

濡养于脾，脾主肌肉，因此脾藏滋养肌肉之气。秋季的脉象，如果毛中带有冲和的胃气，为平脉；毛多而冲和的胃气少，表明肺脏有病；只见毛脉而全无冲和的胃气，就是死脉；毛脉中兼见弦脉之象，就是金气衰败，木反侮金，可预知到了春天就要发病；如果弦脉之象明显，会立即发病。秋季肺气旺盛，五脏的真气上交于肺，因为百脉朝会于肺，营行脉中，卫行脉外，因此说肺藏主运行荣卫阴阳之气。

冬季的脉象，如果石中带有冲和的胃气，为平脉；石多而冲和的胃气少，表明肾脏有病；只见石脉而全无冲和的胃气，就是死脉；石脉中兼见钩脉之象，是水气衰败，火反侮水，可预知到了夏季就要发病；如果钩脉之象明显，会立即发病。冬季肾气旺盛，而居于人体的下焦，五脏真气下藏于肾，肾能滋养骨，因此说肾藏充养骨髓之气。

【原文】

胃之大络，名曰虚里①。贯鬲络肺，出于左乳下，其动应衣②，脉宗气③也。盛喘数绝者，则病在中；结而横④，有积矣；绝不至曰死。乳之下，其动应衣，宗气泄也。

【注释】

①虚里：《沈氏经络全书》："乳根穴分也。"在左乳

下，心尖搏动处。

②其动应衣：《甲乙经》作"其动应手"，为是，可从改。

③宗气：王冰："宗，尊也，主也，谓十二经络之尊主也。"即水谷所生之精气，加上肺吸入自然之清气，积于胸中，为脉之所宗，故称"宗气"。

④结而横：结，脉象。吴崐："脉来迟，时一止，曰结。横，横格于指下也。"指虚里脉气横斜，动应指下。

【语译】

胃经的大络，名叫虚里，其络从胃贯穿膈肌向上联络于肺，脉出于左乳之下，搏动时手可以感觉得到，它是受到聚积在胸中的宗气鼓动而搏动的。假如虚里脉搏动急促，并时有停歇，说明中气不守，病变在膻中；如果脉来迟缓有歇止兼见长而竖直位置横移的，表明有积滞；如果脉跳动断绝而不再来，则是死脉。如果虚里搏动亢进，喌前的上衣也随之颤动，这是宗气不能藏蓄而外泄的表现。

【原文】

欲知寸口①太过与不及。寸口之脉中手②短者，曰头痛。寸口脉中手长者，曰足胫痛。寸口脉中手促上击者，曰肩背痛。寸口脉沉而坚者，曰病在中。寸口脉浮而盛者，曰病在外。寸口脉沉而弱，曰寒热及疝瘕、少腹痛。寸口脉沉而横，曰胁下有积，腹中有横积痛。寸口脉沉而喘，曰

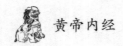

寒热。脉盛滑坚者，曰病在外。脉小实而坚者，病在内。脉小弱以涩，谓之久病。脉滑浮而疾者，谓之新病。脉急者，曰疝瘕少腹痛。脉滑曰风。脉涩曰痹。缓而滑曰热中。盛而紧曰胀。脉从阴阳，病易已；脉逆阴阳，病难已。脉得四时之顺，曰病无他；脉反四时及不间藏③，曰难已。臂多青脉，曰脱血。尺脉缓涩，谓之解㑊④安卧。脉盛，谓之脱血。尺涩脉滑，谓之多汗。尺寒脉细，谓之后泄。脉尺麤常热者，谓之热中。肝见庚辛死，心见壬癸死，脾见甲乙死，肺见丙丁死，肾见戊己死，是谓真脏见皆死。

【注释】

①寸口：亦称脉口或气口。在这里是概括寸、关、尺三部而言的。

②中手：指脉息应指而言。

③不间藏：张介宾："间藏者，传其所生也。"如肝不传脾而传心，心不传肺而传脾，其气相生，虽病亦微。不间藏，指相克而传。如心病传肺，肺病传肝，肝病传脾，脾病传肾或肾病传心等。故曰难已。

④解㑊：高世栻："解、懈同。㑊，音亦。"张志聪："懈惰也。"即懈怠懒动。

【语译】

切脉要懂得寸口脉太过和不及的情况。寸口脉象应指而短，会出现头痛症状；寸口脉应指而长，会出现足胫疼痛的症状；寸口应指急疾有力，上搏指下，会出现肩背疼痛的症状；寸口脉沉而坚实，疾病在内部；寸口脉轻浮而洪大，疾病在外部；寸口脉沉而微弱，会出现寒热、疝瘕聚集少腹痛等病；寸口脉沉而横居，表明胁下或腹中有积块而疼痛；寸口脉沉而急促，会出现寒热病。

脉象盛滑而坚的，病邪在外部；脉象小实而坚的，病邪在内部。脉象小弱而涩滞的，是久病；脉象滑浮而急促的，是新病。脉象劲急的，会出现疝瘕聚集少腹痛。脉象滑利的，是风病；脉象涩滞的，是痹病；脉象迟缓而滑利的，表明热邪在脾脏，是热中病；脉象盛大而坚的，是寒气痞满，会出现腹胀。

如果脉象和病证的阴阳属性一致，比如阳病在阳脉，阴病在阴脉，疾病就容易治愈；如果脉象和疾病的阴阳属性相反，比如阳病在阴脉，阴病在阳脉，疾病就很难治愈。脉象和四时阴阳相应，是顺，比如春弦、夏钩、秋毛、冬石，即便发病，也无危险；如果脉象和四时阴阳相反及不间脏而传变，疾病就很难治愈。

臂上有多处青筋显露的，是血少脉空，失血造成的。尺肤和缓而脉象艰涩，是气血不足的表现，多出现疲惫倦怠、卧床不起的情况。尺肤发热而脉象洪大，说明火旺盛于内，会造成脱血。尺肤涩滞而脉象滑利，表明阳气有余，因此有多汗的症状。尺肤寒而脉象细的，表明阴寒之

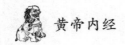
气过盛，因此多发泄泻。脉象粗大，尺肤常热，是阳盛于内的表现，多发热中病。

若肝的真脏脉出现，到庚辛日就会死亡；心的真脏脉出现，到壬癸日就会死亡；脾的真脏脉出现，到甲乙日就会死亡；肺的真脏脉出现，到丙丁日就会死亡；肾的真脏脉出现，到戊己日就会死亡。也就是说，只要真脏脉出现，均会死亡。

【原文】

颈脉①动喘疾咳，曰水。目裹②微肿，如卧蚕起之状③，曰水。溺黄赤，安卧者，黄疸。已食如饥者，胃疸④。面肿曰风。足胫肿曰水。目黄者曰黄疸。妇人手少阴脉动甚者，妊子也。

脉有逆从四时，未有藏形⑤，春夏而脉瘦⑥，秋冬而脉浮大，命曰逆四时也。风热而脉静，泄而脱血脉实，病在中脉虚，病在外脉涩坚者，皆难治，命曰反四时也。

人以水谷为本，故人绝水谷则死，脉无胃气亦死。所谓无胃气者，但得真藏脉，不得胃气也。所谓脉不得胃气者，肝不弦，肾不石也。太阳⑦脉至，洪大以长；少阳脉至，乍数乍疏，乍短乍长；阳明脉至，浮大而短。

【注释】

①颈脉：王冰："谓耳下及结喉旁人迎脉者也。"就是颈动脉，古人称为"人迎脉"。

②目裹：即上下眼胞。

③卧蚕起之状：蚕眠之后必脱皮，脱皮之后其皮色润泽有光。

④胃疸：病名，系黄疸之一种。因其食已如饥，故称"胃疸"。

⑤未有藏形：马莳："未有正藏之脉相形，而他藏之脉反见。"

⑥春夏而脉瘦，瘦小也。新校正："按《玉机真藏论》作'沉涩'。"

⑦太阳、少阳、阳明：少阳主正月、二月，阳明主三月、四月，太阳主五月、六月。

【语译】

颈部之脉搏动过盛，并且气喘急促伴有咳嗽的，是水肿病。眼睑浮肿如卧蚕的，也是水肿病。小便色黄而红，且喜卧的是黄疸病。进食后很快有饥饿感的，是胃疸病。风为阴邪，下先受之，面部浮肿，便是由风邪造成的风水病。水湿为阴邪，下先受之，足胫浮肿，便是由水湿引起的水肿病。眼睛发黄的，是黄疸病。女子手少阴心脉搏动明显，是怀孕的征象。

脉象有与四时有相应的，也有不相应的，假如在应当出现某脏脉的季节没有出现该脏脉，如春夏季没有弦、洪的脉象，却出现沉、涩的脉象；秋冬季没有毛、石脉象，

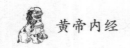

却出现浮大的脉象，就是与四时相反。

风热属阳邪，脉象应该浮大，却反而沉静的；泄利脱血之病，使津液和血受损，脉象应该虚而细，却反而实大的；疾病在里，脉象应该有力，正气尚且旺盛，能够抵抗病邪，却反而出现脉虚之象的；疾病在外，脉象应浮大而滑利，因为病邪仍在体表，现在却出现坚涩之象的，这些脉象相反的疾病，都极难治愈，叫"反四时"。

人的生命依靠水谷的营养，因此一旦断绝了水谷，就会死亡；胃气化生于水谷，如果脉象中没有胃气，人也会死。没有胃气的脉，是指只见真脏脉，而无和缓的胃气脉。脉不得胃气，是指肝脉见不到微弦脉，肾脉见不到微石脉等。

太阳主时的五月和六月，脉象洪大而长；少阳主时的正月和二月，脉象不稳，时快时慢，时短时长；阳明主时的三月和四月，脉象浮大而短。

【原文】

夫平心脉来，累累如连珠，如循琅玕①，曰心平，夏以胃气为本；病心脉来，喘喘②连属，其中微曲，曰心病；死心脉来，前曲后居③，如操带钩，曰心死。

平肺脉来，厌厌聂聂④，如落榆荚⑤，曰肺平，秋以胃气为本；病肺脉来，不上不下，如循鸡羽⑥，曰肺病；死肺脉来，如物之浮，如风吹毛，曰肺死。

平肝脉来，耎弱招招[7]，如揭长竿末梢，曰肝平，春以胃气为本；死肝脉来，盈实而滑，如循长竿，曰肝病；病肝脉来，急益劲，如新张弓弦，曰肝死。

平脾脉来，和柔相离，如鸡践地[8]，曰脾平，长夏以胃气为本；病脾脉来，实而盈数，如鸡举足[9]，曰脾病；死脾脉来，锐坚如乌之喙[10]，如鸟之距[11]，如屋之漏[12]，如水之流[13]，曰脾死。

平肾脉来，喘喘累累如钩，按之而坚，曰肾平，冬以胃气为本；病肾脉来，如引葛[14]，按之益坚，曰肾病；死肾脉来，发如夺索[15]，辟辟如弹石[16]，曰肾死。

【注释】

①琅（láng）玕（gān）：张介宾："《说文》曰：琅玕似珠。言其盛满滑利，即微钩之义也。"即似珠和美玉，有柔滑之意。

②喘喘：马莳："其来如喘，又喘而

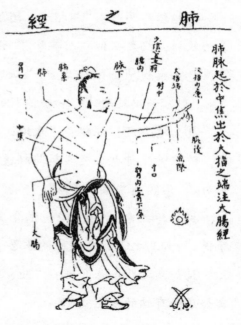

明抄本《普济方》
经脉图中的肺脉走向图

205

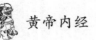
连属，且中手而偃曲，有钩多胃少之义。"形容脉来如喘气急促的样子。

③前曲后居：是形容心脉失却冲和之气，但钩无胃之象。张介宾："前曲者，谓轻取则坚强而不柔。后居者，谓重取则实牢而不动。"

④厌厌聂聂：吴崐："翩翩之状，浮薄而流利也。"

⑤如落榆荚：马莳："有轻虚以浮之意。"形容脉象的轻浮和缓。

⑥如循鸡羽：吴崐："如循鸡羽，涩而难也。"

⑦招招：马莳："招招者，迢迢也。迢迢然长竿末梢，最为软弱，揭之则似弦而甚和。"形容脉象的柔弱和软：

⑧如鸡践地：张介宾："从容轻缓也。此即充和之气。"形容如鸡足踏地，和缓徐行的脉象。

⑨如鸡举足：汪机："践地，是鸡不惊而徐行也。举足，被惊时疾行也。况实数与轻缓相反，彼此对看，尤见明白。"形容脉象疾而不缓。

⑩如乌之喙（huì 汇）：张介宾："喙音诲，作'嘴'字讲。"如乌之喙，是坚曲的意思。

⑪如鸟之距：张介宾："距，权与切，鸡足钩距也。"言如鸟距有钩的意思。

⑫如屋之漏：王冰："屋漏，谓时动复住。"形容脉象如屋漏水，点滴无伦次。

⑬如水之流：张介宾："去而不返也"。如水流去而不返的意思。

⑭如引葛：高世栻："如引葛藤之上延，散而且蔓，不若钩之有本矣。"形容脉象的坚搏牵连。

⑮发如夺索：吴崐："两人争夺其索，引长而坚劲也。"即长而坚劲的意思。

⑯辟辟如弹石：高世栻："辟辟，来去不伦也。如弹石，圆硬不软也。此但石无胃，故曰肾死。"形容脉象的坚实。

【语译】

正常的心脉来时，像一颗颗连续不断滚动的圆珠一样，往来圆滑，又像触摸到琅玕玉石一样温润，这叫心脏的平脉。夏季的脉象以胃气为本，应当柔和而微钩。假如心脉来时急促，急数相连，带有微曲之象，就是病脉。如果心脉来时前面弯曲后面端直，如同触摸皮带上的钩子一样坚实，毫无柔和之象，就是死脉。

正常的肺脉来时，轻浮虚软，如同榆叶飘落，这是肺的平脉。秋季的脉象以胃气为根本，应当和缓而微毛。肺脉不上不下，滞涩得好像触摸在鸡毛上一样，就是病脉。肺脉来时，像物体漂浮在水上，又像风吹动羽毛，轻浮无根，飘忽不定，就是死脉。

正常的肝脉来时，柔和而弦长，如同举起长竿的末端

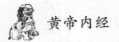

一样，柔长而具有弹性，这是肝的平脉。春季的脉象以胃气为根本，应当柔软而微弦。如果肝脉坚硬、充实而滑利，好像触摸长竿一样，坚硬绵长，就是病脉。如果肝脉来时，弦急而紧急，好像新张的弓弦一样绷急而强硬，就是死脉。

正常的脾脉来时，从容轻缓、节律均匀，如同鸡足踏地徐行一样，这是脾的平脉。长夏季节的脉象以胃气为根本，应当舒缓。脾脉来时，坚实充盈而急数，好像鸡举足一样急促，就是病脉。脾脉来时，锐坚而无柔和之气，如同乌鸦的嘴、鸟的爪那样坚硬锐利，或者跳动中时有歇止，毫无规律，好像房屋漏水，点滴不规则，或者像流水一样一去不返，都是死脉。

正常的肾脉来时，沉石圆滑连续不断，并兼有曲回之象，按压坚实有根，好像心之钩脉，这是肾的平脉。冬季的脉象以胃气为根本，应当柔和而微石。如果肾脉如同牵引葛藤一样，越按越硬，就是病脉。如果肾脉好像从两侧抢夺的绳索一样，绵长而急促，或者如用手指弹石头一般坚硬，就是死脉。

卷第六

玉机真脏论篇第十九

【题解】

本篇主要讨论了四时五脏的不同脉象和真脏脉。其次论述了五脏疾病传变规律，提出了五实五虚的概念。

【原文】

黄帝问曰：春脉如弦，何如而弦？岐伯对曰：春脉者肝也，东方木也，万物之所以始生也，故其气来，耎弱轻虚而滑，端直以长，故曰弦，反此者病。帝曰：何如而反？岐伯曰：其气来实而强，此谓太过，病在外；其气来不实而微，此谓不及，病在中。帝曰：春脉太过与不及，其病皆何如？岐伯曰：太过则令人善怒，忽忽[1]眩冒而巅疾[2]；其不及则令人胸痛引背，下则两胁胠[3]满。

【注释】

[1] 忽忽：精神不定，失意貌。司马迁报任少卿书："居则忽忽若有所亡。"

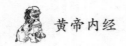

②巅疾：在此指癫痫一类病，非指头病。《太素》卷十四四时脉形、《脉经》卷三第四、《千金》卷十一第一均作"癫"，可证。

③胠：指胁上腋下的部位。

【语译】

黄帝问道：春季脉象如弦，那什么样算是弦呢？

岐伯说：春季脉象通于肝脏，属东方之木，具有万物生长的气象。由于脉气来时濡润柔弱，轻虚滑利，正直而长，所以叫弦脉。如果脉象与此不符，就是病脉。

黄帝问：什么样算是不符呢？

岐伯说：脉象搏指有力，这叫做太过，表明疾病在外部；如果虚弱不实，就是不及，表明疾病在内部。

黄帝问：春季脉象太过和不及会引发哪些疾病？

岐伯说：春脉太过会使人记忆力减退，精神恍惚，头昏眼晕，并引发巅顶疾病；春脉不及会使人胸部疼痛，并牵涉背部疼痛，向下则引起两侧胁肋部位胀满。

【原文】

帝曰：善。夏脉如钩，何如而钩？岐伯曰：夏脉者心也，南方火也，万物之所以盛长也，故其气来盛去衰，故曰钩，反此者病。帝曰：何如而反？岐伯曰：其气来盛去亦盛，此谓太过，病在外；其气来不盛去反盛，此谓不及，病在中。帝曰：夏脉太过与不及，其病皆何如？岐伯曰：太过则令人身热而肤痛，为浸淫①；其不及则令人烦心，上见咳唾，下为气泄②。

【注释】

①浸淫：有二说。一解为逐渐蔓延的意思。王冰注："浸淫流布于形分。"《素问识》："宋玉风赋，夫风生于地，起于青蘋之末，浸淫溪谷。《汉书》五王传师古注：浸淫，犹渐染也。当从王义。"又，张志聪注："浸淫，肤受之疮，火热盛也。"指火盛所致肤疮而言。据《金匮》卷上第十八证之，则汉代以前早有以"浸淫"为疮名者，且动词"为"字之后，应指具体病或证名，故当以后说为是。

②气泄：即转矢气。吴崐注："后阴气失也。"

【语译】

黄帝道：说得太好了！夏季的脉象如钩，那什么样算是钩呢？

岐伯说：夏季脉

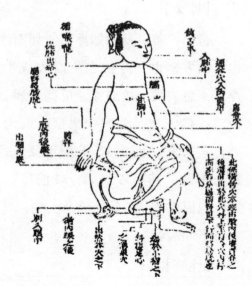

图 行 循 經 肾

《刺灸心法要诀》中的肾经循行图

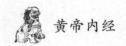

象通于心脏，属南方之火，具有万物盛长的气象。由于脉气来时充实旺盛，去时轻微，好像钩的形状，所以叫钩脉。如果脉象与此不符，就是病脉。

黄帝问：什么样算是不符呢？

岐伯说：脉气来时充盛，去时也充盛，这叫太过，是病邪在外部的反映；如果脉气来时不盛，去时却充盈有余，就叫不及，是病邪在内部的反映。

黄帝问：夏象太过和不及会引发哪些疾病？

岐伯说：夏脉太过会使人身体发热，皮肤疼痛，引发浸淫疮；夏脉不及会使人心烦焦躁，在上出现咳吐涎唾的症状，在下出现泄泻之症。

【原文】

帝曰：善。秋脉如浮，何如而浮？岐伯曰：秋脉者肺也，西方金也，万物之所以收成也，故其气来，轻虚以浮，来急去散，故曰浮，反此者病。帝曰：何如而反？岐伯曰：其气来，毛而中央坚，两傍虚，此谓太过，病在外；其气来，毛而微，此谓不及，病在中。帝曰：秋脉太过与不及，其病皆何如？岐伯曰：太过则令人逆气而背痛，愠愠然[1]；其不及则令人喘，呼吸少气而咳，上气见血，下闻病音[2]。

【注释】

①愠愠然：气郁而不舒畅的意思。马莳注："不舒

212

畅也。"

②下闻病音：谓喘息喉间有声音。《太素》卷十四四时脉形注："下闻胸中喘呼气声也。"

【语译】

黄帝道：说得好！秋季脉象如浮，那什么样算是浮呢？

岐伯说：秋季脉象通干肺脏，属西方之金，具有万物收成的气象。由于脉气来时轻浮虚弱，来时急促去时散乱，所以叫浮脉。如果脉象与此不符，就是病脉。

黄帝问：什么样算是不符呢？

岐伯说：脉气来时虚浮柔软，中间坚实，两旁空虚，就是太过，这是疾病在外部的反映；脉气来时浮软而微弱，就叫不及，是疾病在内部的反映。

黄帝问：秋季脉象的太过和不及会引发哪些疾病呢？

岐伯说：秋脉太过会导致气上逆，引发背部疼痛，郁闷不舒；秋脉不及，会使人喘呼咳嗽，在上会出现气逆咯血，在下会听到胸喉间有喘呼的声音。

【原文】

帝曰：善。冬脉如营①，何如而营？岐伯曰：冬脉者肾也，北方水也，万物之所以合藏也，故其气来沉以搏，故曰营，反此者病。帝曰：何如而反？岐伯曰：其气来如弹石者，此谓太过，病在外；其去如数②者，此谓不及，

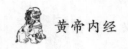

病在中。帝曰：冬脉太过与不及，其病皆何如？岐伯曰：太过则令人解㑊，脊脉痛而少气不欲言；其不及则令人心悬如病饥③，䏚④中清，脊中痛，少腹满，小便变赤黄。帝曰：善。

【注释】

①冬脉如营：指冬天出现的沉石脉象。《太素》卷十四四时脉形注："营，聚也。万物收藏归根，气亦得深搏骨，沉聚内营，故曰如营也。"吴崑注："营，营垒之营，兵之守者也。冬至闭藏，脉来沉石，如营兵之守也。"

②其去如数：指其脉去快速，好似数脉。数主热，而此处主虚，故用如数形容，以示区别。《类经》五卷第十注："其去如数者，动止疾促，营之不及也，盖数本属热，而此真阴亏损之脉，亦必紧数，然愈虚则愈数，原非阳强实热之数，故云如数，则辨析之意深矣"。

③心悬如病饥：指心空虚而怯，如有饥饿感。

④䏚（miǎo 秒）：指季胁下空软之处而言。

【语译】

黄帝道：说得对！冬季的脉象如营，那什么样算是营呢？

岐伯说：冬季脉象通于肾脏，属北方之水，具有万物闭藏的气象。由于脉气来时沉而有力，所以叫营脉。如果脉象与此不符，就是病脉。

黄帝问：什么样算是不符呢？

岐伯说：脉来时如同弹击石头一样坚硬，这是太过，表明疾病在外部；如果脉去虚弱，就是不及，表明疾病在内部。

黄帝问：冬脉的太过和不及会引发哪些疾病？

岐伯说：冬脉太过会使人精神不振，身体疲乏，脊骨作痛，呼吸短促，不愿言语；冬脉不及会使人的心像饥饿时一样感到空悬，两胁肋下空软的部位清冷，脊骨疼痛，少腹部胀满，小便也出现异常。

黄帝说：说得对！

【原文】

帝曰：四时之序，逆从之变异也，然脾脉独何主？岐伯曰：脾脉者土也，孤脏以灌四傍者也①。帝曰：然则脾善恶，可得见之乎？岐伯曰：善者不可得见，恶者可见②。帝曰：恶者何如可见？岐伯曰：其来如水之流者，此谓太过，病在外；如鸟之喙者，此谓不及，病在中。帝曰：夫子言脾为孤脏，中央土以灌四傍，其太过与不及，其病皆何如？岐伯曰：太过则令人四肢不举；其不及，则令人九窍不通，名曰重强③。帝瞿然④而起，再拜而稽首⑤曰：善。吾得脉之大要，天下至数。《五色》、《脉变》、《揆度》、《奇恒》，道在于一。神转不回，回则不转，乃失其机。至数之要，迫近以微，著之玉版，藏之藏府⑥，每旦

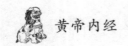

读之，名曰玉机⑦。

【注释】

①孤脏以灌四傍者也：《类经》五卷第十注："脾属土，土为万物之本，故运行水谷，化津液以灌溉于肝心肺肾之四脏者也。土无定位，分王四季，故称为孤脏。"本文所谓孤脏，指土在四方无定位，而应于四维（亦称四隅），在人则脾居中央，以养其余四脏。

②善者不可得见，恶者可见：正常的脾脉，体现于四季之脉象（弦、钩、毛、石）中有柔软和缓之象，而不能单独出现，故曰"善者不可见"。若脾之病脉，则可单独出现，故曰："恶者可见"。《太素》卷十四四时脉形注："善，谓平和不病之脉也。弦、钩、浮、营四脉见时，皆为脾胃之气滋灌俱见，故四脏脉常得和平。然则脾脉以他为善，自更无善也，故曰：善者不可见也。恶者，病脉也，脾受邪气脉见关中，诊之得知，故曰：可见也。"

③重强：《太素》卷十四四时脉形注："不行气于身，故身重而强也。"王冰注："重，谓脏气重迭。强，谓气不和顺。"吴崐注："言邪胜也。"《类经》五卷第十注："不柔和貌，沉重拘强也。"诸说不一，姑从王冰注。

④瞿然：惊悟貌。《礼记》檀弓云："曾子闻之瞿然。"郑注："惊变也。"

⑤稽首：古时一种跪拜礼，叩头到地，是九拜中最恭

敬者。《周礼》春官·大祝贾公彦疏："一曰稽首，其稽，稽留之字。头至地多时，则为稽首也。"

⑥藏之藏府：《类经》五卷第十注："藏之藏府，以志不忘。"按：藏府，指府库而言，如《汉书》文三王传："及死，藏府余黄金四十万余斤。"本文似当属此义，《太素》作"藏之于府"可证。

⑦名曰玉机：《类经》五卷第十注："以璇玑玉衡，可窥天道，而此篇神理，可窥人道。故以并言，而实则珍重之辞也。"

【语译】

黄帝问：春夏秋冬四季的变化，是导致脉象逆顺变化的根源。但这当中没有说到脾脉，不知脾脉究竟与哪个时令相通呢？

岐伯说：脾脉属土，居于中央，是孤脏，具有灌溉滋养肝、心、肺、肾四脏的功能。

黄帝问：从脾脉上能看出正常和异常变化吗？

岐伯说：正常的脾脉看不到，只有有病的脾脉才能看到。

黄帝道：脾的病脉是怎样的？

岐伯说：脾脉来时像如流水一样散乱，是太过，表明疾病在外部；脾脉来时像鸟的嘴一样尖锐坚硬，是不及，表明疾病在中部。

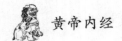

黄帝问：您说脾是孤脏，位于中央，属土，灌溉肝、心、肺、肾四脏，其太过和不及会引发什么疾病？

岐伯说：脾脉太过会使人四肢不能举动，不及会导致九窍塞塞不通，这种病症叫重强。

黄帝惊悟，霍然而起，恭敬地拜了两拜，说：讲得太好了！我掌握诊脉的要领了，这是天下十分重要的道理。《五色》、《脉变》、《揆度》、《奇恒》等书（另有解释：脉和色的变化规律以及天地阴阳至数和五脏神气互传的道理），都阐述了相同的道理。神气的运转按照一定的顺序向前，就可以保持生机；违背顺序，倒退向后，就会失掉生机。这个道理，迫近天常，又十分微妙，应该把它刻在玉版上，藏在枢要内府，每天早晨诵读，就把它称作《玉机》吧。

【原文】

五脏受气于其所生①，传之于其所胜②，气舍于其所生③，死于其所不胜④。病之且死，必先传

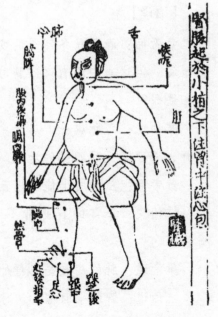

金代《子午流注针经》经脉图中的肾脉走向图

行至其所不胜，病乃死。此言气之逆行也，故死。肝受气于心，传之于脾，气舍于肾，至肺而死。心受气于脾，传之于肺，气舍于肝，至肾而死。脾受气于肺，传之于肾，气舍于心，至心而死。肺受气于肾，传之于肝，气舍于脾，至心而死肾受气于肝，传之于心，气舍于肺，至脾而死，此皆逆死也。一日一夜五分之⑤，此所以占死生之早暮也。

【注释】

①受气于其所生：即受病邪之气于自己所生之脏。如肝受气于心。气，指病气。

②传之于其所胜：即传给自己所克之脏。如肝病传之于脾。

③气舍于其所生：即病气留止于生我之脏。如肝病气舍于肾。

④死于其所不胜：即病气最后传到克我之脏而死。如肝病传至肺而死。

⑤一日一夜五分之：就是将一日一夜的时间，划分为五个阶段。以配合五脏。如平旦属肝，日中属心，薄暮属肺，夜半属肾，午后属脾。张志聪注："昧旦主甲乙，昼主丙丁，日昃主戊己，暮主庚辛，夜主壬癸。"

【语译】

五脏的疾病，从它的所生之脏，传给它的所克之脏，

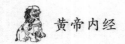

病邪留止在生己之脏，死于己所不克之脏。当疾病严重到将死的程度时，一定先传给克己之脏，病人才会死。这是病气的逆行传变，所以会致人死亡。

比如，肝脏接受从心脏传来的病气，又传给脾脏，病气留止在肾脏，传到肺脏后会致死。心脏接受从脾脏传来的病气，传给肺脏，留止在肝脏，传到肾脏后会致死。脾脏接受从肺脏传来的病气，传给肾脏，留止在心脏，传到肝脏后会致死。肺脏接受来自肾脏的病气，传给肝脏，病气留止在脾脏，传到心脏后会致死。肾脏接受来自肝脏的病气，将其传给心脏，病气留止在肺脏，传到脾脏后会致死。以上这些都是病气的逆行传变，所以会致死。如果把一个昼夜划分成五个阶段，分别与五脏相配，就能推测出死亡的时间。

【原文】

黄帝曰：五脏相通，移皆有次，五脏有病，则各传其所胜。不治，法三月若六月，若三日若六日①，传五脏而当死。是顺传所胜之次。故曰：别于阳者，知病从来；别于阴者，知死生之期②。言知至其所困而死。

是故风者百病之长也③，今风寒客于人，使人毫毛毕直，皮肤闭而为热，当是之时，可汗而发也；或痹不仁肿痛，当是之时，可汤熨及火灸刺而去之。弗治，病入舍于肺，名曰肺痹④，发咳上气。弗治，肺即传而行之肝，病名曰肝痹⑤，一名曰厥，胁痛出食，当是之时，可按若刺耳。弗治，肝传之脾，病名曰脾风⑥，发瘅，腹中热，烦心出黄⑦，当此之时，可按可药可浴。弗治，脾传之肾，病名曰疝瘕，少腹冤热⑧而痛，出白⑨，一名曰蛊⑩，当此之时，可按可药。弗治，肾传之心，病筋脉相引而急，病名曰瘛⑪，当此之时，可灸可药。弗治，满十日，法当死。肾因传之心，心即复反传而行之肺，发寒热，法当三岁死，此病之次也。然其卒发者，不必治于传，或其传化有不以次，不以次入者，忧恐悲喜怒，令不得以其次，故令人有大病矣。因而喜大虚则肾气乘矣，怒则肝气乘矣，悲则肺气乘矣，恐则脾气乘矣，忧则心气乘矣，此其道也。故病有五，五五二十五变⑫，及其传化。传，乘之名也。

【注释】

①法三月若六月，若三日若六日：此指患病之后传变的过程，有快慢的不同。慢者或三个月就传遍五脏，或六个月传遍五脏；快者或三天或六天就能传遍五脏。

②别于阳者，……知死生之期：《类经》四卷第二十四注："阳者言表，谓外候也。阴者言里，谓胜气也。凡邪中于身，必证形于外，察其外证，即可知病在何经。故别于阳者，知病从来。病伤脏气，必败真阴，察其根本，即可知危在何日。故别于阴者，知死生之期。此以衷里言阴阳也。"

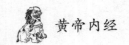

③风者百病之长也：风邪为百病之先导，百病之生，常先因于风气，故为百病之长。《太素》卷二十八痹论注："百病因风而生，故为长也。以因于风，变为万病，非唯一途，故风气以为病长也。"王冰注："言先百病而有之。"又，李今庸云："这里'长'作'始'字解。为'百病之始'的'风'字，当作'气'字解，指'六气'。"此说可参。

④肺痹、肝痹：参见痹论、四时刺逆从论。

⑤脾风：王冰注："肝气应风，木胜乘土，土受风气，故曰脾风，盖为风气通肝而为名也。"

⑥出黄：王冰注："出黄色于便泻之所也"。吴崑、张介宾均指为黄瘅身黄。张志聪指为小便黄。《素问识》云："下文有'出白'之语，志注似是。"今从后说。

⑦冤热：热极而烦闷的意思。

⑧出白：王冰注："溲出白液也。"吴崑注："淫浊也。"

⑨蛊：在此为病名，指病深日久，形体消瘦，精神萎靡，如虫之食物内损故名。吴崑注："虫蚀阴血之名，虫蚀阴血，令人多惑，而志不定，名曰蛊惑。故女惑男，亦谓之蛊，言其害深入于阴也。此名曰蛊，其亦病邪深入，令人丧志之称乎。"《素问识》云："《左传》昭元年，医和曰：疾不可为也，是谓近女室，疾如蛊，非鬼非食，惑

以丧志。……赵孟曰：何为蛊？对曰：淫溺惑乱之所生也。"根据经文"少腹冤热而痛，出白"等症，本文所谓之蛊病，似亦是淫溺惑乱之所生。

⑩瘛：指筋脉拘急、相引一类的病。吴崐注："心主血脉，心病则血燥，血燥则筋脉相引而急，手足拘挛，病名曰瘛。"

⑪故病有五，五五二十五变：五脏皆有自病，故曰"五病"，每脏之病，若未能及时治愈，又可传变于其他四脏，所以每脏之病，都有五变，合为二十五变。

【语译】

黄帝说：五脏是相互通连的，病气的转移，都有一定的次序。如果五脏有病，病气会各自传行于其所克之脏；如果不能把握治病时机，长则三个月、六个月，短则三天、六天，病气传遍五脏就会死亡，这是病气相克的顺传次序。所以说，能辨识三阳，就能知道疾病来自哪里；能辨识三阴，就能知道各脏之病死亡的时间，也就是说，各脏将病气传至其所不胜之脏时，就会死亡。

风邪是引起各种疾病的罪魁祸首，因此被称为百病之长。风寒邪气侵入人体后，会使人毫毛竖起，皮肤闭而发热，这时可用发汗的方法疏散治疗；如果风寒之邪侵入经络，引发肌肉麻痹或肿痛等病时，可用热水熨或拔火罐、艾灸以及针刺等方法，散除邪气。如果不及早治疗，病气会深入肺部，引发肺痹，出现咳嗽上气的症状；如果再不及早治疗，病气从肺传至肝，就会引发肝痹，亦名肝厥，出现胁肋疼痛、吐食的症状，此病可用按摩或针刺的方法治疗；如果再不治疗，病气从肝传至脾，就会引发脾风，出现黄疸、腹中热、心烦、小便色黄等症状，此时可采用按摩、药物或药汤热浴等方法治疗；如果还不治疗，病气从脾传至肾，就会引发瘕病，出现少腹部郁热疼痛、小便色白而混浊的症状，该病也叫蛊病，此时可采用按摩或药物的方法治疗；如果还不治疗，病气从肾传至心，就会引发筋脉牵引拘挛的瘛病，此时可用艾灸或药物疗法治疗；如果仍不治疗，十天后，就会死亡。如果病气从肾传行至心，心反将病传给肺，就会引发寒热症，该病发生后三天就会死，这是疾病传变的一般次序。

如果是突然发生的疾病，就不用依据上面的相传次序去治疗；而有的疾病也不一定是完全依照以上次序传变的，比如忧、恐、悲、喜、怒这五种情志就会使病气不按着这个次第传变，而突然发病。

比如因为过喜而伤心，心气虚弱则肾气会乘虚侵袭心；大怒伤肝，则肺气会乘虚侵袭肝；过悲伤脾，则肝气会乘虚侵袭脾；过恐伤肾，则脾气会乘虚侵袭肾；过忧伤肺，则心气会乘虚侵袭肺。这是五种情志过激所引起的疾病，这类病邪都不依次序传变。因此，虽然五脏只会发生

五种疾病，但是通过
传变，就有五五二十
五种病变。传化，就
是乘虚侵犯的意思。

【原文】

大骨枯槁，大肉
陷下①，胸中气满，
喘息不便，其气动
形②，期六月死，真
脏脉见，乃予之期
日。大骨枯槁，大肉
陷下，胸中气满，喘
息不便，内痛引肩
项③，期一月死，真
脏见，乃予之期日。

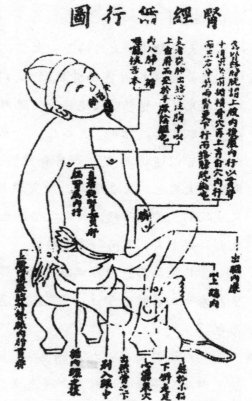

清代陈惠畴《经脉图考》经脉图
中的肾经循行图

大骨枯槁，大肉陷
下，胸中气满，喘息不便，内痛引肩项，身热脱肉破䐃④，
真脏见，十日之内死。大骨枯槁，大肉陷下，肩髓内消⑤，
动作益衰，真脏未见，期一岁死，见其真脏，乃予之期
日。大骨枯槁，大肉陷下，胸中气满，腹内痛，心中不
便，肩项身热，破䐃脱肉，目眶陷，真脏见，目不见人，
立死，其见人者，至其所不胜之时则死。

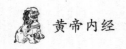

【注释】

①大骨枯槁，大肉陷下：大骨，指肩、脊、腰、膝之骨。大骨枯槁指因重病骨软弱无力，不能支持身体。大肉，指尺肤、臀部以及腿部等处肌肉。大肉陷下，指因重病全身肌肉消瘦枯削。《类经》六卷第二十七注："大骨大肉，皆以通身而言，如肩脊腰膝，皆大骨也；尺肤臀肉，皆大肉也。肩垂项倾，腰重膝败者，大骨之枯槁也，尺肤既削，臀部必枯，大肉之陷下也。肾主骨，骨枯则肾败矣。脾主肉，肉陷则脾败矣。"

②其气动形：形容喘息气急，张口抬肩的样子。《太素》卷十四真脏脉形注："喘息气急，肩膺皆动，故曰动形也。"

③内痛引肩项：指胸内疼痛，牵引肩项亦不适或疼痛。内痛，一指心内疼痛。《太素》卷十四真脏脉形注："内痛，谓是心内痛也。心府手太阳脉从肩络心，故内痛引肩项也。"

④脱肉破腘：形容全身肌肉消瘦，大肉已脱，而肘、膝、胯等处高起之肌肉，因卧床日久而溃破。腘，王冰注："腘，谓肘膝后肉如块者。"

⑤肩髓内消：有两种解释：一指缺盆深陷，如王冰："肩髓内消，谓缺盆深也。"一指项骨倾，如张志聪："肩髓者，大椎之骨髓，上会于脑，是以项骨倾者，死不治

也。"今从张注。

【语译】

全身大骨骼软弱，臂腿部的肌肉瘦消，胸中满闷，呼吸不畅，呼吸时身体随之颤动，这样六个月后就会死亡。若出现肺的真脏脉，即可推测出死亡的日期。

全身大骨骼软弱，臂腿部的肌肉瘦消，胸中满闷，呼吸不畅，胸中作痛，牵引肩项疼痛，这样一个月后就会死亡。若出现脾的真脏脉，即可推测出死亡的日期。

全身大骨骼软弱，臂腿部的肌肉瘦消，胸中满闷，呼吸不畅，胸中作痛，牵引肩项疼痛，周身发热，肌肉消瘦、破溃，若出现肝的真脏脉，则十个月内就会死亡。

全身大骨骼软弱，臂腿部的肌肉瘦消，两肩下垂不能抬起，骨髓消损，动作衰疲无力，如果没有出现肾的真脏脉，则一年后会死亡，如果出现肾的真脏脉，即可推测出死亡的日期。

全身大骨骼软弱，臂腿部的肌肉瘦消，胸中满闷，腹中疼痛，心中气郁不舒，肩项身上都发热，肌肉破溃，眼眶凹陷，这样如果出现肝的真脏脉，精气衰绝，眼睛看不见人，就会立即死亡；如果眼睛还能看见人，是精气尚未枯竭，等病气传至肝脏所不胜之脏的时候，就会死亡。

【原文】

急虚身中卒至①，五脏绝闭，脉道不通，气不往来，

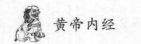
譬于堕溺，不可为期。其脉绝不来，若人一息五六至，其形肉不脱，真脏虽不见，犹死也。

【注释】

①急虚身中卒至：指正气突然暴绝，客邪陡然中于人，或客邪卒然至于内脏而发生的病变。吴崐注："急虚，暴绝也；中，邪气深入之名；卒至，卒然而至，不得预知之也。"

【语译】

假如正气暴虚，外邪陡然侵入人体，五脏之气紊乱，全身脉道阻塞，气不能往来，就如同从高处坠下或落水淹没一样，这样的突然发病，是不能预知死亡的具体时间的。如果其脉息断绝而不再来，或者跳动异常急促，一呼气时脉跳五六次，虽然形体没有衰败、真脏脉没有出现，也是要死亡的。

【原文】

真肝脉至，中外急，如循刀刃责责然①，如按琴瑟弦，色青白不泽，毛折，乃死②。真心脉至，坚而搏，如循薏苡子③累累然，色赤黑不泽，毛折，乃死。真肺脉至，大而虚，如以毛羽中人肤④，色白赤不泽，毛折，乃死。真肾脉至，搏而绝，如指弹石辟辟然，色黑黄不泽，毛折，乃死。真脾脉至，弱而乍数乍疏，色黄青不泽，毛折，乃死。诸真脏脉见者，皆死不治也。

黄帝曰：见真脏曰死，何也？岐伯曰：五脏者皆禀气于胃，胃者五脏之本也。脏气者；不能自致于手太阴，必因于胃气，乃至于手太阴也⑤。故五脏各以其时，自为而至于手太阴也⑥。故邪气胜者，精气衰也，故病甚者，胃气不能与之俱至于手太阴，故真脏之气独见，独见者病胜脏也，故曰死。帝曰：善。

【注释】

①责责然：锐利而可畏的样子。马莳注："可畏也。"

②毛折，乃死：毛发断折，则气血败绝，故主死。《类经》六卷第二十七注："五脏率以毛折死者，皮毛得血气而充，毛折则精气败矣，故皆死。"

③如循薏苡子：形容脉象短实而坚，如以手摸薏苡珠子一样。薏苡子，形如珠子而稍长，俗呼为薏苡珠子。

④如以毛羽中人肤：形容肺脉之浮虚无力，好象羽毛着人皮肤一样的轻虚。

⑤脏气者，……乃至于手太阴也：《类经》六卷第二十七注："谷气入于胃以传于肺，五脏六腑皆以受气，故脏气必因于胃气，乃得至于手太阴，而脉则见于气口。此所以五脏之脉，必赖胃气以为之主也。"

⑥五脏各以其时，自为而至于手太阴也：张志聪注："五脏之气，必因于胃气乃至于手太阴也，又非为微和之

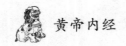

为胃气也，即五脏之弦钩毛石，各以其时自为其象而至于手太阴者，皆胃气之所资生。"

【语译】

肝脏的真脏脉来时，内外急劲如循着刀刃震震作响，如按压琴弦一样坚硬端直，面色青白，毫无光泽，毫毛干枯，意味着就要死亡了。心脏的真脏脉来时，坚实硬朗，搏手有力，好像触摸到薏苡子那样短而丰实，面色红黑而不润泽，毫毛干枯，意味着就要死亡了。肺脏的真脏脉来时，盛大而虚空，如同用羽毛触碰人的皮肤一样轻虚，面色白红而不润泽，毫毛干枯，意味着就要死亡了。肾脏的真脏脉来时，搏手似有若无，好像用手弹击石头一样坚硬，面色黑黄而不润泽，毫毛干枯，意味着就要死亡了。脾脏的真脏脉来时，虚弱无力，且忽快忽慢，节律不均匀，面色黄青而不润泽，毫毛干枯，意味着就要死亡了。总之，只要五脏的真脏脉出现，都是无法救治的死症。

黄帝问：为什么出现真脏脉就要死亡呢？

岐伯说：五脏之气，都依靠胃腑水谷的精气来营养，所以胃是五脏之本。五脏之气不能自行到达手太阴寸口，必须依靠胃气的输注才能到达。因而五脏之气才能在其各自所主的时候，以不同的脉象出现于手太阴寸口。假如邪气过盛，胃气必然衰绝。因此疾病严重时，胃气就不能和五脏之气一起到达手太阴，使得真脏脉单独出现在寸口，而真脏脉单独出现表明邪气过盛，脏气受损，所以说人会死亡。

黄帝说：说得太好了！

三部九候论篇第二十

【题解】

本篇讨论了三部九候的诊脉及各种脉象的病证、刺法和死期。其中"必先知经脉，而后知病脉"，"必先审问其所始病，与今之所方病，而后各切循其脉"等原则对脉学有着深刻的指导意义。

【原文】

黄帝问曰：余闻九针于夫子，众多博大，不可胜数。余愿闻要道，以属①子孙，传之后世，著之骨髓，藏之肝肺②，歃血③而受，不敢妄泄，令合天道，必有终始，上应天光星辰历纪④，下副四时五行，贵贱更立，冬阴夏阳，以人应之奈何？愿闻其方。岐伯对曰：妙乎哉问也？此天地之至数。

帝曰：愿闻天地之至数，合于人形血气，通决死生，为之奈何？岐伯曰：天地之至数，始于一，终于九焉。一者天，二者地，三者人；因而三之，三三者九，以应九

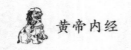

野。故人有三部，部有三候，以决死生，以处百病，以调虚实，而除邪疾。

帝曰：何谓三部？岐伯曰：有下部，有中部，有上部；部各有三候，三候者，有天，有地，有人也。必指而导之，乃以为真。上部天，两额之动脉；上部地，两颊之动脉；上部人，耳前之动脉。中部天，手太阴也；中部地，手阳明也；中部人，手少阴也。下部天，足厥阴也；下部地，足少阴也；下部人，足太阴也。故下部之天以候肝，地以候肾，人以候脾胃之气。帝曰：中部之候奈何？岐伯曰：亦有天，亦有地，亦有人。天以候肺，地以候胸中之气，人以候心。帝曰：上部以何候之？岐伯曰：亦有天，亦有地，亦有人。天以候头角之气，地以候口齿之气，人以候耳目之气。三部者，各有天，各有地，各有人；三而成天，三而成地，三而成人，三而三之，合则为九。九分为九野，九野为九脏；故神脏五⑤，形脏四⑥，合为九脏。五脏已败，其色必夭，夭必死矣。

帝曰：以候奈何？岐伯曰：必先度其形之肥瘦，以调其气之虚实，实则泻之，虚则补之。必先去其血脉，而后调之，无问其病，以平为期。

帝曰：决死生奈何？岐伯曰：形盛脉细，少气不足以息者危；形瘦脉大，胸中多气者死。形气相得者生；参伍不调⑦者病；三部九候皆相失者死；上下左右之脉相应如参春⑧者，病甚；上下左右相失不可数者死；中部之候虽独调，与众脏相失者死；中部之候相减者死；目内陷者死。

帝曰：何以知病之所在？岐伯曰：察九候独小者病；独大者病，独疾者病，独迟者病，独热者病，独寒者病，独陷下者病。以左手足上去踝五寸按之，右手当踝而弹之，其应过五寸以上，蠕蠕然⑨者，不病；其应疾，中手浑浑然⑩者病；中手徐徐然⑪者病；其应上不能至五寸，弹之不应者死。是以脱肉身不去⑫者死。中部乍疏乍数者死。其脉代而钩者，病在络脉。九候之相应也，上下若一，不得相失。一候后则病，二候后则病甚，三候后则病危。所谓后者，应不俱⑬也。察其腑脏，以知死生之期，必先知经脉，然后知病脉，真脏脉见者，胜死。足太阳气绝者，其足不可屈伸，死必戴眼⑭。

帝曰：冬阴夏阳奈何？岐伯曰：九候之脉，皆沉细悬绝者为阴，主冬，故以夜半死⑮盛躁喘数者为阳，主夏，故以日中死⑮。是故寒热病者，以平旦死⑮；热中及热病者，以日中死⑮；病风者，以日夕死⑮；病水者，以夜半死⑮；其脉乍疏乍数，乍迟乍疾者，日乘四季死⑮；形肉已脱，九候虽调，犹死；七诊⑯虽见，九候皆从者，不死。所言不死者，风气之病及经月之病⑰，似七诊之病而非也，故言不死。若有七诊之病，其脉候亦者死矣，必发哕噫。

必审问其所始病，与今之所方病，而后各切循其脉，视其经络浮沉，以上下逆从循之。其脉疾者不病，其脉迟者病，脉不往来者死，皮肤著者死。

帝曰：其可治者奈何？岐伯曰：经病者治其经，孙络病者治其孙络血，血病身有痛者治其经络。其病在奇邪[18]，奇邪之脉则缪刺[19]之。留瘦不移[20]，节而刺之。上实下虚，切而从之，索其结络脉，刺出其血，以见通之。瞳子高[21]者，太阳不足。戴眼者，太阳已绝。此决死生之要，不可不察也。手指及手外踝上五指留针[22]。

【注释】

①属：同嘱，嘱咐的意思。

②著之骨髓，藏之肝肺：形容深刻领会，铭记在心的意思。

③歃（shà 刹）血：古时盟誓，以血涂口旁，叫做歃血。亦有饮血而誓者，也称歃血。要求盟者严守誓约，决不违背。

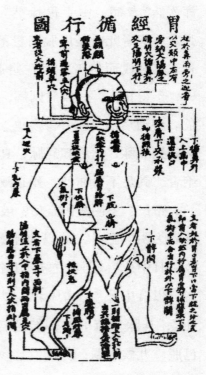

清代陈惠畴《经脉图考》经络图中的胃经循行图

④天光星辰历纪：天光，日月星光。纪，标志。星辰历纪，指一年之中日月星辰运行在天体各有其规律和标志。

⑤神脏五：藏五脏之神气的脏叫神脏，有五个，即：肝藏魂，心藏神，肺藏魄，脾藏意，肾藏志。

⑥形脏四：藏有形之物的内脏叫形脏，有四个，即：胃、大肠、小肠、膀胱。

⑦参伍不调：指脉搏参差不齐，三五不调的意思。

⑧参舂（chōng 冲）：脉来数大鼓指，如以舂杵捣谷，上下参差不齐。

⑨蠕（rǔ 儒）蠕然：蠕，虫行貌。意谓象虫行那样微动。

⑩浑浑然：动而太过。

⑪徐徐然：形容震动缓慢的样子。

⑫身不去：身体不能行动。去，行也。

⑬应不俱：指脉象应指不能与其它部位一同到来。

⑭戴眼：目睛上视而不转动。

⑮平旦死，日中死，日夕死，夜半死，日乘四季死：这是将一日一夜的时间用四时阴阳五行的理论进行归纳和说理的一种方法。寒热交作之病，死于平旦（阴阳交会之时，象征春）；阳极无阴的盛躁喘数之脉及热中、热病，死于日中（阳气最盛之时，象征夏）；肝经风病死于日

235

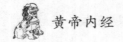

（夕象征秋，金克木）；阴极无阳的沉细悬绝之脉及病水死于夜半（阴气最盛之时，象征冬）；脾居中央，属土，寄旺于四季，日乘四季是指辰、戌、丑、未四时，脉乍疏、乍数、乍疾、乍迟，是土气败，故死于日乘四季。

⑯七诊：有二说：一指脉沉细悬绝、脉盛躁喘数、寒热病、热中及热病、风病、病水、形肉已脱，如《太素》杨注。一指独大、独小、独疾、独迟、独热、独寒、独陷下为七诊，如王冰注。今从前说。

⑰经月之病：指月经病。

⑱奇邪：邪客于大络，而不入于经的叫奇邪。

⑲缪刺：病在左而刺右，病在右而刺左的针刺法。

⑳留瘦不移：病邪久留不动，人的形体消瘦。

㉑瞳子高：指两目微有上视，但不象戴眼那样定直不动。

㉒手指及手外踝上五指留针：本句与上文意不通，疑错简，语译删之。

【语译】

黄帝问：我听您讲述了九候的道理后，认为极其丰富深广，难以尽述。我想了解其中的主要道理，以嘱咐子孙，传于后世，使他们深刻领会，铭记在心，并遵守誓言，永不妄泄。怎么使这些道理和天体运行的规律相应，终始不思，上与日月星辰的运转相应，下与四时五行阴阳盛衰的变化相应，人是怎样适应这些自然规律的呢？想听您讲解一下这其中的道理。

岐伯说：问得太好了！这是天地间最为深奥的道理。

黄帝说：我愿意听听天地间最重要的道理，它是怎样与人的形体气血相通，并决断死生的呢？

岐伯说：天地间的至理，可用数字表示，即开始于一，终止于九。一奇数为阳，代表天，二偶数为阴，代表地，人生在天地之间，所以用三来代表；天、地、人相合而为三，三三为九，代表九州分野之数。

所以脉有三部，每部各有三候，可以凭此决断死生，处理百病，以调治虚实，治疗疾病。

黄帝问：三部是指什么？

岐伯说：脉的三部是指下部、中部、上部。每部各有三候，而三候是以天、地、人来代表的。学习这些一定要有老师当面指导，如此才能够掌握部候的准确位置。

上部天，就是两额太阳脉的动脉；上部地，是两侧颊部大迎穴的动脉；上部人，是耳前耳门穴的动脉。中部天，是两手太阴经气口、经渠穴处的动脉；中部地，是两手阳明经合谷穴处的动脉；中部人，即两手少阴经神门穴处动脉；下部天，是足厥阴经五里穴或太冲穴处动脉；下部地，是足少阴经太溪穴处动脉；下部人，是足太阴经箕门穴处动脉。

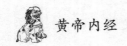

因此，通过下部之天可以诊察肝脏的疾病，通过下部之地可以诊察肾脏的次病，通过下部之人可以诊察脾胃的疾病。

黄帝问：中部之候是怎样的？

岐伯说：中部也有天、地、人三候。中部之天可以诊察肺脏的疾病，中部之地可以诊察胸中的疾病，中部之人可诊察心脏的疾病。

黄帝问：上部之候是怎样的？

岐伯说：上部也有天、地、人三候。上部之天可以诊察头角之病，上部之地可以诊察口齿之病，上部之人可诊察耳目之病。

总之，三部之中各有天、地、人。三候为天，三候为地，三候为人。三三相乘，合为九候。脉的九候，以应和地上的九野；地上的九野，以应和人体的九脏。因此，人有肝、肺、心、脾、肾五神脏和膀胱、胃、大肠、小肠四形脏，共九脏。如果五脏败坏，一定会神色枯槁，而神色枯槁是病情加重的征象，是死症。

黄帝问：诊察的方法是什么？

岐伯说：必须先估量病人身形的胖瘦情况，来调理其气的虚实，气实就用泻法泻其有余，气虚就用补法补其不足。但一定要先去除血脉中的淤滞，然后再调气，无论治疗什么病，都要以达到气血平和为准则。

黄帝问：如何测断死生？

岐伯说：如果病人形体强盛，脉象却细弱，且气短、呼吸不畅，就很危险；如果形体瘦小，脉象却盛大，且胸中喘满多气，就会死亡。一般来说，形体和脉象相和的人，比较健康；脉象错杂不相协调的人，就会生病；三部九候的脉象都失其常度的人，就会死亡。如果上下左右之脉相应，却如在石臼里捣谷一般参差不齐，则病情严重；如果上下之脉不相应，而且息数错乱不数，就是死症；如果中部之脉虽然独自调和，却与其他众脏之脉不相办调，就会死亡；中部之脉较上下两部偏少的，就会死亡；眼睛凹陷，表明正气衰绝，也会死亡。

黄帝问：怎样才能知道病变所在呢？

岐伯说：通过诊察九候脉的异常变化，就能知道病变所在的位置。九候之中，有一部不论独小、独大、独疾、独迟，还是独热、独寒、独陷下，都说明有病。

用左手按在病人足内踝五寸处，用右手指在病人足内踝上轻弹，如果左手当即感觉到振动，并且振动的范围超过五寸，就是正常现象；如果振动迅疾而大，应手快速而散乱不清，就是病象；如果振动微弱，应手缓慢，也是病象；如果振动不能达到五寸，用力弹动也毫无反应，就是死亡的征象。所以，肌肉充实，而脉搏不能去来的，是死症。中部之脉时快时慢，节律失调的，是气脉败乱的征

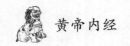

象，也是死症。如果脉见代象并兼有钩象，来盛去衰的，表明病在络脉。

九候之脉，应该相互协调，上下如一，不能参差不齐。如果九候中有一候不协调，就是病象；二候不协调，则病情严重；三候不协调，则病情十分危险。不协调，是指九候间的脉动不相适应。诊察病邪所在的脏腑，能够测知死生的日期。临症诊察，必须先知道正常之脉，然后才能知道有病之脉。如果见到真脏脉脉象，而病邪又胜的，就会死亡。足太阳经脉气败绝，两足不能屈伸的，死时的征象是眼睛上视而不能转动。黄帝说：冬阴夏阳怎么讲？岐伯说：九候的脉象都是沉细悬绝的，属阴，与冬季相应，常常在阴气极盛的半夜时分死亡；脉象都是盛疾搏数的，属阳，与夏季相应，常常在阳气旺盛的中午死亡。寒热交作的病，会在阴阳交合的黎明时死亡；热中病和热病，会在阳气最旺盛的中午死亡；由风邪引发的疾病，会在阳气衰败的傍晚死亡；水肿病，会在阴气旺盛的半夜死亡。脉象时疏时数，时慢时快，是脾气绝于内，会在辰、戌、丑、未时，也就是一天中的平旦、日中、日夕、夜半，日乘四季的时候死亡。

如果病人形体肌肉消瘦，虽然九候脉象协调，也会死亡；如果七诊之脉出现，而九候也都顺应四时，就不一定会死。所说的不死的病，指风病和经脉间的轻病，虽然见了类似七诊的病脉，实际上却与七诊的病脉并不相同，因此说不是死症。如果七诊之脉出现，而脉候也见败坏之象，就是死亡的征象，临死时会有呃逆等症状。

所以治病时，必须向病人详细询问发病时的症状和当前症状，然后按各部分，切脉，诊察经络的浮沉和上下逆顺。如果脉象来时流利，则没有疾病；如果脉象来时徐迟，则有疾病；脉断绝不来，是死亡的征象；如果肌肉脱消，皮肤干枯贴在筋骨上，也是死亡的征象。

黄帝问：怎样治疗那些可以治愈的疾病呢？

岐伯说：病在经的，针刺其经；病在孙络的，刺其孙络使之出血；病在血分而身体有疼痛症状的，应治疗疾病所在的经和络。如果病气停留在大络，要遵循右病刺左、左病刺右的缪刺之法治疗。如果久病体弱，邪气长久停留而不转移，应该刺四肢八溪之间和骨节交会的地方。如果上实下虚，应该切按气脉，诊察气脉络郁结之处，刺出淤积的血，以通血气。如果眼睛上翻，是太阳经气不足所致。眼睛上翻而又不能转动，说明太阳经气已经衰绝。这是预测死生的主要道理，不能不仔细研究。

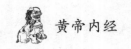

卷第七

经脉别论篇第二十一

【题解】

本篇主要讨论经脉在饮食生化输布过程中的作用，从而阐明独诊寸口以决死生的原理。其中还叙述了六经气逆所发生的证状和治法。

【原文】

黄帝问曰：人之居处、动静、勇怯，脉亦为之变乎？岐伯对曰："凡人之惊恐恚劳动静，皆为变也。是以夜行则喘出于肾，淫气①病肺；有所堕恐，喘出于肝，淫气害脾；有所惊恐，喘出于肺，淫气伤心；度水跌仆，喘出于肾与骨，当是之时，勇者气行则已，怯者则着而为病也。故曰：诊病之道，观人勇怯、骨肉、皮肤，能知其情，以为诊法也。

故饮食饱者，汗出于胃；惊而夺精，汗出于心②；持重远行，汗出于肾；疾走恐惧，汗出于肝；摇体劳苦，汗出于脾。故春秋冬夏，四时阴阳，生病起于过用，此为常也。

食气入胃，散精于肝，淫③气于筋。食气入胃，浊气④归心，淫精于脉；脉气流经，经气归于肺，肺朝百脉，输精于皮毛；毛脉合精，行气于府；府精神明，留于四脏，气归于权衡；权衡以平，气口成寸，以决死生。饮入于胃，游溢精气，上输于脾，脾气散精，上归于肺，通调水道，下输膀胱；水精四布，五经并行，合于四时五脏阴阳，揆度以为常也。

太阳脏独至⑤，厥喘虚气逆，是阴不足阳有余也，表里⑥当俱泻，取之下俞⑦。阳明脏独至，是阳气重并也，当泻阳补阴，取之下俞。少阳脏独至，是厥气也，跷前卒大⑧，取之下俞。少阳独至者，一阳之过也。太阴脏搏者，用心省真，五脉气少，胃气不平，三阴也，宜治其下俞，补阳泻阴。二阴独啸，少阴厥也⑨，阳并于上，四脉争张，气归于肾，宜治其经络，泻阳补阴。一阴至，厥阴之治也，真虚痏心⑩，厥气留薄，发为白汗⑪，调食和药，治在下俞。

帝曰：太阳脏何象？岐伯曰：象三阳而浮也。帝曰：少阳脏何象？岐伯曰：象一阳也。一阳脏者，滑而不实也。帝曰：阳明脏何象？岐伯曰：象大浮也。太阴脏搏，言伏鼓⑫也；二阴搏至，肾沉不浮也。

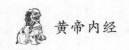
【注释】

①淫气：有余而足以使人致病的气。淫，过度，不正常。

②惊而夺精，汗出于心：心主血藏神，汗为血中津液所化生，称为心液。惊恐使精神受到刺激，心神浮越，心液外泄而为汗。

③淫：浸淫滋养的意思。

④浊气：指水谷精微中稠厚的部分。

⑤太阳脏独至：指太阳经脉偏盛，而其气独至。脏，此处指经脉。

⑥表里：指表里两经，此处指太阳和少阴两经。

⑦下俞：足经的俞穴。此处指足太阳经的俞穴束骨和足少阴经的俞穴太溪。

⑧睭前卒大：阳脉。卒，通猝。阳脉之前为足少阳经分布的部位，今突然肿大，是少阳气盛的表现。

⑨二阴独啸，少阴厥也：原作"一阳独啸，少阳厥也"，据新校正改。

⑩真虚㾂（yuān 渊）心：真气大虚，心中痛不适。

⑪白汗：即大汗出。

⑫伏鼓：形容脉象沉伏而鼓动有力。

【语译】

黄帝问：人的居住环境、活动程度、勇敢和胆怯各有不同，经脉血气也随之变化吗？

岐伯说：人的恐惧、激愤、疲劳、活动或安静等状态，都会影响经脉血气，并使其发生变化。所以，夜晚远行疲劳就会使肾气受到扰动，使之不能内藏而外泄，则气喘出于肾，如果肾气外泄逆乱严重，就会侵袭肺脏。因坠堕而受到惊吓，就会扰动肝气，则气喘出于肝，如果肝气过乱严重，还会伤害脾脏。由惊恐而引起的气喘，是因为惊恐使得神气越乱而扰动了肺气，如果扰乱严重还会损伤心脏。由涉水或跌仆引起的肺喘，是跌仆损伤了骨，肾主管骨，水湿之气与肾相通，肾和骨都受到扰动而造成的。在这种情况下，身体强壮勇猛的人，因为平时血气通畅，所以不会出现什么病变；而身体虚弱胆小的人，因为平时气血运行就不够通畅，所以此后更会阻滞不行，进而引发病变。

所以说：诊察之法，就是观察病人的勇怯、骨骼、肌肉、皮肤的状态，从而掌握病情，这就是诊病的重要原则。

饮食过饱，会造成胃部津液外泄而出汗。遭受惊吓，精神散乱，会使心气受损，心液外泄而出汗。负重远行，会损伤骨，而肾主管骨，因此会使肾脏津液外泄而出汗。快跑而惊恐时，会损伤筋膜和魂，而肝主管筋膜和魂，因此会使肝气受损，导致津液外泄而出汗。过度劳累，会损

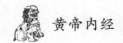
伤四肢肌肉，而脾主管四肢肌肉，因此会使津液外泄而出汗。在春夏秋冬四季的阴阳变化中，人所患的疾病就是由饮食过饱、劳累过度以及情绪波动过度造成的，此为常见的情况。

饮食进入胃里，经过消化吸收，其所化生的精微输注于肝，肝用以充养筋膜。饮食进入胃中，所生化的谷气输注于心，心用以充养血脉。脉气流行在经络里，

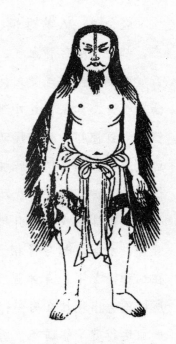

宋代《对济总录》中的四花穴灸法图（之一）

而上归于肺，肺在会合百脉以后，就把精气输送到皮毛。脉与精气相合，流注到六腑当中，六腑的津液又流注于心肝脾肾。但精气的输布，还是要归于肺，而肺脏的情况，是从气口的脉象上表现出来的，而疾病的可治与否，就是根据这个来判断的。

水液进入胃里，放散精气，上行输送到脾；脾散布精华，又向上输送到肺；肺具有疏通和调节体内水液的作

用，通过这种作用，肺把水液向下输送到膀胱。这样，气化水行，散布于周身皮毛中，流行于五脏经脉里，符合于四时五脏阴阳动静的变化，就是经脉的正常现象。

太阳经脉独盛，出现喘息、虚气上逆等症状，说明阴虚阳盛，表里两条经脉都应该用泻法治疗，应取足太阳经的束骨穴和足少阴经的太溪穴。阳明经脉独盛，说明太阴不足，阳邪重复结在阳明，应该用泻阳补阴的方法治疗，泻阳明经的陷谷穴，补太阴经的太白穴。少阳经脉独盛，说明厥气上逆，阳跷脉前的少阳脉会突然盛大，应取足少阳经的临泣穴治疗。少阳经脉独盛，说明少阳之气过盛。

太阴经脉搏动有力，就要认真诊察是否有真脏脉出现，如果五脏的脉气都很少，胃气不能平和，就说明是足太阴脾过于亢盛所造成的，治疗时应采用补阳泻阴的方法，补足阳明经的陷谷穴，泻足太阴经的太白穴。

二阴经脉独盛，这是少阴热厥，虚阳并越于上，心肝脾肺的脉气争张的缘故。四脏之脉失去恻调，是由于病气在肾，应治疗与其相应的表里经络，泻足太阳经的经穴昆仑穴、络穴飞扬穴，补足少阴经的经穴复溜穴、络穴大钟穴。

一阴经脉独盛，是厥阴经脉所主，会出现真气虚弱、心酸痛、厥气留止与正气相搏、经常自汗等症状，这时应注意调节饮食，再配以药物治疗，并用针刺法取足厥阴经

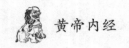

的太冲穴，泻除病邪。

黄帝问：太阳经的脉象是什么样的？

岐伯说：太阳经的脉象好像三阳之气一样浮盛在外，所以脉浮。

黄帝问：少阳经的脉象是什么样的？

岐伯说：少阳经的脉象好像一阳初生，滑利而不充实。

黄帝说：阳明经的脉象是什么样的？

岐伯说：阳明经的脉象盛大而浮。太阴经的脉象虽然沉伏但搏指有力，少阴经的脉象是沉而不浮的。

藏气法时论篇第二十二

【题解】

本篇根据五行生克规律，从生理、病理等方面论述了五脏之气与四时的关系，并指出了五脏虚实的一般症候及其针刺疗法。

【原文】

黄帝问曰："合人形以法四时五行而治①，何如而从？何如而逆？得失之意，愿闻其事。岐伯对曰：五行者，金、木、水、火、土也，更贵更贱②，以知死生，以决成败，而定五藏之气，间甚③之时，死生之期也。

【注释】

①法四时五行而治：张志聪："法于四时五行，而为救治之法。"意思是说，按照四时五行生克的规律，而制定治疗原则。

②更贵更贱：指五行衰旺变化。旺时为贵，衰时为贱。高出栻："贵者，木旺于春，火旺于夏。贱者，木败于秋，火灭于冬。更贵更贱者，生化迭乘，寒暑往来也。"

③间甚：指疾病的轻重。病减轻为间，病加重为甚。

【语译】

黄帝问：结合人体五脏之气的具体情况，以四时五行的生克制化规律来治疗疾病，怎样是从，怎样是逆呢？我想知道治疗方法中的从逆和得失的情况。

岐伯说：五行就是金、木、水、火、土，它们能配合四时气候，彼此之间又有盛衰胜克的变化，根据这些变化就能预测疾病的轻重，分析治疗效果的好坏，从而断定五脏之气的盛衰、疾病的险夷以及死生的时间。

【原文】

帝曰：愿卒①闻之。岐伯曰：肝主春，足厥阴、少阳主治，其日甲乙②；肝苦③急，急食甘以缓之。心主夏，手少阴、太阳主治，其日丙丁；心苦缓，急食酸以收之。脾主长夏，足太阴、阳明主治，其日戊己；脾苦湿，急食

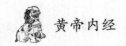

苦以燥之④。肺主秋，手太阴、阳明主治，其日庚辛；肺苦气上逆，急食苦以泄之。肾主冬，足少阴、太阳主治，其日壬癸；肾苦燥，急食辛以润之。开腠理，致津液，通气也⑤。

【注释】

①辛：马莳："辛，尽也。"

②其日甲乙：甲乙丙丁戊已庚辛壬癸，称为"十干"，古人用来纪日、纪月、纪年。甲乙属木，木分阴阳，甲为阳木，乙为阴木，阳木内应足少阳胆经，阴木内属足厥阴肝经，故胆旺于甲日，肝旺于乙日，故曰"其日甲乙"。余脏类推。

③苦：患也，困也，也就是难以忍受的意思。

④急食苦以燥之：丹波元坚："五藏中宜食苦者有二，而无一宜食咸者，且末段列五藏色味，正与此段相发，而有'脾色黄宜食咸'句，然则此'苦'字为咸字之误明矣。"按此说可参。

⑤开腠理，致津液，通气也：滑寿："此一句九字，疑原是注文。"

【语译】

黄帝说：我希望听您详细地说一说。

岐伯说：肝主春木之气，肝与胆互为表里，春天以足厥阴肝经和足少阳胆经两条经脉为主治。天干中的甲乙属

250

木，足少阳胆经为甲木，足厥阴肝经为乙木，所以肝和胆在甲乙日最旺盛。肝对应五志中的怒，大怒则气急，而甘味能缓解气急，因此应进食甘味来缓解它。

心主夏火之气，心和小肠互为表里，夏天以手少阴经和手太阳小肠经为主治。天干中的丙丁属火，手少阴心经为丁火，手太阳小肠经为丙火，所以心和小肠在丙丁日最旺盛。心对应五志中的喜，过喜会导致心气缓散，应进食酸味来收敛它。

脾主长夏土之气，脾和胃互为表里，长夏以足太阴脾经和足阳明胃经为主治。天干中的戊己属土，足太阴脾经为己土，足阳明胃经为戊土，所以脾和胃在戊己日最旺盛。脾容易发生恶湿，湿盛会损伤脾，而苦味可以燥湿，因此应进食苦味来燥湿健脾。

肺主秋金之气，肺和大肠互为表里，秋天以手太阴肺和手阳明大肠为主治；庚辛属金，手太阴肺经为辛金，手阳明大肠经为庚金，因此肺和大肠在庚辛日旺；肺主管气，有清肃的特性，如果气上逆就会引发肺病，而苦味能泄降上逆之气，因此应该进食苦味来宣泄它。

肾主冬水之气，肾和膀胱互为表里，冬天以足少阴肾经和足太阳膀胱经为主治；壬癸属水，足少阴肾经为癸水，足太阳膀胱经为壬水，所以肾和膀胱在壬癸日最旺盛；肾是水脏，喜湿润而恶燥，应进食辛味来润泽它。这

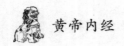

样才能开发腠理，输布津液，疏通五脏之气。

【原文】

病在肝，愈于夏；夏不愈，甚于秋；秋不死，持①于冬，起于春，禁当风②。肝病者，愈在丙丁；丙丁不愈，加于庚辛；庚辛不死，持于壬癸，起于甲乙。肝病者，平旦慧③，下晡④甚，夜半⑤静。肝欲散，急食辛以散之，用辛补之，酸泻之⑥。

【注释】

①持：汪机："犹言无加无减而平定也。"所以相持，是病情无甚加减，而稳定一个时期的意思。

②禁当风：就是禁止吹风。

③慧：就是明了清爽。

④下晡：午后申、酉两个时辰为晡，下晡为这两个时辰末，将要进入下一个时辰（戌时）的时候。

⑤夜半：指水旺于子的时候。

⑥用辛补之，酸写之：吴崐："顺其性为补，反其性为泻。肝木喜辛散，而恶酸收，故辛为补，而酸为泻也。"丹波元简："此节专就五藏之本性而言补泻，不拘五行相克之常理也，下文心之咸亦同。"

【语译】

病在肝脏，在夏天容易治愈；如果夏天未能痊愈，到

252

了秋天病情就会加重；如果秋天没有死亡，到了冬天病情就会处于平稳状态；如果坚持到第二年春天，肝病逢春木本气，就会有所好转。但因为风气易侵犯肝，所以肝脏有病的人要避免遭受风邪侵袭。

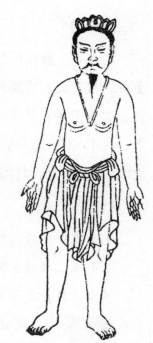

取一绳遶项向前双垂与鸠尾齐

宋代《圣济总录》中的四花穴灸法图（之二）

肝脏有病的人，在丙丁日容易治愈；如果在丙丁日未能痊愈，到了庚辛日病情就会加重；如果在庚辛日没有死亡，到了壬癸日病情就会处于平稳状态，到了甲乙日病情就会有所好转。

肝脏有病的人，清晨（属寅卯）时会感觉神清气爽，傍晚（属申酉）时病情会加重，到了半夜（属亥子）就会平稳下来。

肝病需疏泄调达，因此治疗时应用辛味药来疏散它。需要补的，当用酸味药来补；需要泻的，当用辛味药来泻。

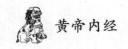
【原文】

病在心，愈在长夏；长夏不愈，甚于冬；冬不死，持于春，起于夏，禁温食热衣。心病者，愈在戊己；戊己不愈，加于壬癸；壬癸不死，持于甲乙，起于丙丁。心病者，日中①慧，夜半甚，平旦②静。心欲耎，急食咸以耎之③，用咸补之，甘泻之④。

【注释】

①日中：午时，为火旺之时。

②平旦：木旺于寅卯的时候。

③心欲耎，急食咸以耎之：耎同软。张介宾："心火太过则为燥越，故宜食咸以耎之，盖咸从水化，能相济也。"

④用咸补之，甘写之：吴崑："心火喜软而恶缓，故咸为补，甘为泻也。"意思是说，火性烈，甘则反其性而缓之，故泻心用甘；火欲软，咸则顺其性而软之，故补心用咸。

【语译】

病在心脏，在长夏容易治愈；如果长夏未能痊愈，到了冬天病情就会加重；如果在冬季没有死亡，到了第二年春天病情就会处于平稳状态；如果坚持到了夏天，心病逢夏火本气，就会有所好转。但要注意，心脏有病的人不要

254

食用温热食物，也不能穿得太厚。

心脏有病的人，在戊己日容易治愈；如果在戊己日未能痊愈，到了壬癸日病情就会加重；如果在壬癸日没有死亡，到了甲乙日病情就会处于平稳状态，到了丙丁日病情就会有所好转。

心脏有病的人，中午（属巳午）时会感觉神清气爽，半夜时病情会加重，到了清晨就会平稳下来。

心病需缓软，因此治疗时应用咸味药来柔软它。需要补的，当用咸味药来补；需要泻的，当用甘味药来泻。

【原文】

病在脾，愈在秋；秋不愈，甚于春；春不死，持于夏，起于长夏，禁温食饱食、湿地濡衣。脾病者，愈在庚辛；庚辛不愈，加于甲乙；甲乙不死，持于丙丁，起于戊己。脾病者，日昳①慧，日出②甚，下晡静。脾欲缓，急食甘以缓之，用苦写之，甘补之③。

【注释】

①日昳（dié 蝶）：未时，在中午之后，为脾旺之时。

②日出：新校正："按《甲乙经》'日出'作'平旦'，虽日出与平旦时等，……盖日出于冬夏之期有早晚，不苦平旦之为得也。"

③用苦写之，甘补之：脾喜燥恶湿，苦性燥，故脾以苦为泻；脾欲缓，甘则顺其性而缓之，故补脾用甘。

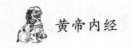

【语译】

病在脾脏，在秋天容易治愈；如果到了秋天未能痊愈，到了第二年春天病情就会加重；如果在春天没有死亡，到了夏天病情就会处于平稳状态；如果坚持到了长夏季节，脾病逢长夏土本气，就会有所好转。但要注意，脾脏有病的人不要食用温热食物，进食不要过饱，居住环境不要潮湿，也不要穿潮湿的衣服。

脾脏有病的人，在庚辛日容易治愈；如果在庚辛日未能痊愈，到了甲乙日病情就会加重；如果在甲乙日没有死亡，到了丙丁日病情就会处于平稳状态，到了戊己日病情就会有所好转。

脾脏有病的人，午后时会感觉精神明慧，日出时病情会加重，到了傍晚就会平稳下来。

脾病需缓和，因此治疗时应用甘味来缓和它，需要泻的，当用苦味药来泻；需要补的，当用甘味药来补。

【原文】

病在肺，愈在冬；冬不愈，甚于夏；夏不死，持于长夏，起于秋，禁寒饮食寒衣。肺病者，愈在壬癸；壬癸不愈，加于丙丁；丙丁不死，持于戊己，起于庚辛。肺病者，下晡慧，日中甚，夜半静①。肺欲收，急食酸以收之，用酸补之，辛泻之②。

【注释】

①夜半静：丹波元简："据前后文例，当是云'日昳静'。"

②用酸补之，辛写之：金性敛，辛反其性而散，故为泻。金欲收，酸则顺其性而收，故补肺用酸。

【语译】

病在肺脏，在冬季比较容易治愈；如果到了冬天未能痊愈，到了第二年夏天病情就会加重；如果在夏天没有死亡，到了长夏季节病情就会处于平稳状态；如果坚持到了秋天，肺病逢秋金本气，就会有所好转。但要注意，肺脏有病的人不要进食寒冷食物，也不要穿得太单薄。

肺脏有病的人，在壬癸日容易治愈；如果在壬癸日未能痊愈，到了丙丁日病情就会加重；如果在丙丁日没有死亡，到了戊己日病情就会处于平稳状态，到了庚辛日病情就会有所好转。

肺脏有病的人，傍晚时会感觉精神明慧，中午时病情会加重，到了半夜就会平稳下来。

肺病需收敛，因此治疗时应用酸味药来收敛它。需要补的，当用酸味药来补；需要泻的，当用辛味药来泻。

【原文】

病在肾，愈在春；春不愈，甚于长夏；长夏不死，持

257

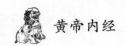

于秋，起于冬，禁犯焠煁热食^①温炙衣^②。肾病者，愈在甲乙；甲乙不愈，甚于戊己；戊己不死，持于庚辛，起于壬癸。肾病者，夜半慧，四季甚^③，下晡静。肾欲坚，急食苦以坚之，用苦补之，咸泻之^④。

【注释】

①焠（cù 促）煁（āi 哀）热食：指炙烧过热的食物。焠，烧也。煁，热甚也。

②温炙衣：指经火烘烤过的衣服。高世栻："温炙衣，火焙之衣也。"

③四季甚：王冰："土旺则甚。"这里指辰、戌、丑、未四个时辰，以作一日中的四季。

④用苦补之，咸泻之：王冰："苦补取其坚也，咸泻取其软也。"水性凝，咸则反其性而软，故为泻。水欲坚，苦则顺其性而坚，故补肾用苦。

【语译】

病在肾脏，在春天容易治愈；如果春天未能痊愈，到了长夏季节病情就会加重；如果在长夏季节没有死亡，到了秋天病情就会处于稳定状态；如果坚持到了冬天，肾病逢冬水本气，病情就会有所好转。但要注意，肾脏有病的人不要进食火烤、油炸或过热的食物，也不要穿用火烘烤过的衣服。

肾脏有病的人，甲乙日容易治愈；如果在甲乙日未能痊愈，到了戊己日病情就会加重；如果在戊己日没有死亡，到了庚辛日病情就会处于稳定状态，到了壬癸日病情就会有所好转。

肾脏有病的人，半夜时会感觉精神明慧，在一天中的辰、戊、丑、未四个时间病情会加重，傍晚时就会平稳下来。

治疗肾病需坚固肾气，因此应当用苦味药来坚固它。需要补的，当用苦味药来补；需要泻的，当用咸味药来泻。

【原文】

夫邪气之客于身也，以胜相加^①，至其所生而愈^②，至其所不胜而甚^③，至于所生而持^④，自得其位而起^⑤。必先定五藏之脉^⑥，乃可言间甚之时，死生之期也。

【注释】

①以胜相加：就是以强凌弱。加：侵侮之意。如风胜则脾病（木克土）。余脏类推。

②至其所生而愈：至其所生的时日而愈，如肝病愈于夏、愈于丙丁，为木生火。其他各脏以此类推。

③至其所不胜而甚：至被克的时日而病加重，如肝病甚于秋，加于庚辛，为金克木。其他各脏以此类推。

④至于所生而持：至生己的时日而病情相对稳定，如肝病持于冬、持于壬癸，为水能生木。其他各脏以此

259

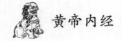

类推。

⑤自得其位而起：就得到本脏当旺的时日，如肝病起于春、起于甲乙，甲乙与春均为木旺之时。其他各脏类推。

⑥五藏之脉：就是五脏的脉象，如肝脉弦，心脉钩，脾脉缓，肺脉毛，肾脉石。

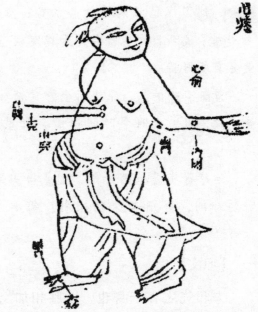

清代张希纯《针灸便用》针灸方图中的心疼取穴图

【语译】

邪气侵犯人体，都是以胜相加的。碰到五行归类中子脏相对应的季节时令时，疾病就能痊愈；碰到能克制自己的强脏相对应的季节时令时，病情就会加重；碰到其母脏相对应的季节时令时，病情就会处于平稳状态；碰到其本脏之气应该旺盛的季节时令时，疾病就会有所好转。但必须先诊察清楚五脏的脉象，然后才能推测出疾病轻重缓急的变化时间和死生日期。

【原文】

肝病者，两胁下痛引少腹，令人善怒；虚则目𥉂𥉂无所见①，耳无所闻，善恐，如人将捕之。取其经，厥阴与少阳。气逆则头痛，耳聋不聪，颊肿，取血者②。

【注释】

①目𥉂（huāng 荒）𥉂无所见：就是眼睛昏花而看不清东西。

②取血者：在经血盛处放血。

【语译】

肝脏有疾病，肝气实的，会出现两胁下疼痛并牵连少腹部，使人容易发怒的症状；肝气虚的，则会出现两眼昏花、视物不清、两耳听不清声音、易惊恐如被人追捕般的症状。治疗时，应取足厥阴肝经和足少阳胆经的穴位。如果肝气上逆，会引发头疼、耳聋、面颊肿胀等症状，这时仍取厥阴、少阳两经之穴，进行放血治疗。

【原文】

心病者，胸中痛，胁支满，胁下痛，膺背肩甲间痛，两臂内痛；虚则胸腹大，胁下与腰相引而痛。取其经，少阴、太阳、舌下血者。其变病，刺郄①中血者。

【注释】

①郄（xì 隙）：指阴郄穴。马莳："手少阴之郄，曰

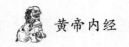

阴郄穴者，在掌后脉中去腕半寸。"

【语译】

心脏有疾病，心气实的，会出现胸中疼痛，胁部胀满发痛，肋下、胸膺部、背部及肩胛间疼痛，两臂内侧疼痛的症状；心气虚的，则会出现胸腹部肿胀、胁下和腰部牵引作痛的症状。治疗时，应取手少阴心经和手太阳小肠经的穴位，并针刺舌下的血脉，放血治疗。如果病况与刚发病时有所不同，应取委中穴，进行放血治疗。

【原文】

脾病者，身重，善肌①肉痿，足不收行，善瘛②，脚下痛；虚则腹满肠鸣，飧泄食不化。取其经，太阴、阳明、少阴血者。

【注释】

①肌：指肌肉痿软无力。

②瘛：张介宾："手足掉掣也。"《玉机真藏论》："筋脉相引而急，病名曰瘛。"

【语译】

脾脏有疾病，脾气实的，会出现身体沉重，容易饥饿，肌肉萎软无力，两足弛缓不收，行走时易抽搐或脚下作痛的症状；脾气虚的，则会出现腹胀肠鸣，泄泻而食物不化的症状。治疗时，应取足太阴脾经和足阳明胃经的穴位，再取足少阴肾经的经穴，进行放血治疗。

【原文】

肺病者，喘咳逆气，肩背痛，汗出，尻^①阴股膝髀^②腨^③胻^④足皆痛；虚则少气不能报息^⑤，耳聋嗌干，取其经，太阴、足太阳之外厥阴内^⑥血者。

【注释】

①尻（kǎo 考阴）：脊骨的尽处。

②髀（bì 婢）：指髌骨。

③腨（shuàn 涮，又读 chuǎi 揣上）：指腓肠肌。

④胻（héng 恒）：指脚胫。

⑤不能报息：张介宾："报，复也。不能报息，谓呼吸气短，难于接续也。"

⑥厥阴内：《甲乙经》"内"字下有"少阴"二字。

【语译】

肺脏有疾病，肺气实的，会出现咳嗽，气喘，肩背部痛，出汗，尾骨、阴部、大腿、膝、髀骨、小腿、足胫等部位疼痛的症状；肺气虚的，则会出现气短、呼吸不顺畅而难于接续，耳聋，咽喉发干的症状。治疗时，应取手太阴肺经的穴位，以及足太阳膀胱经外侧、足厥阴肝经内侧的足少阴肾经的经穴，进行放血治疗。

【原文】

肾病者，腹大胫肿，喘咳身重，寝汗出^①，憎风^②；

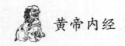

虚则胸中痛，大腹、小腹痛，清厥③，意不乐。取其经，少阴、太阳血者。

【注释】

①寝汗出：即盗汗。

②憎风；张介宾："憎，音曾，恶风也。"

③清厥：指厥冷。

【语译】

肾脏有疾病，肾气实的，会出现腹部肿胀、足胫浮肿、气喘咳嗽、身体沉重、睡后出汗、怕风等症状；肾气虚的，则会出现胸中疼痛、大腹和小腹疼痛、四肢发冷、闷闷不乐的症状。治疗时，应取足少阴肾经和足太阳膀胱经的穴位，进行放血治疗。

【原文】

肝色青，宜食甘，粳米、牛肉、枣、葵皆甘。心色赤，宜食酸，小豆、犬肉、李、韭皆酸。肺色白，宜食苦，麦、羊肉、杏、薤皆苦。脾色黄，宜食咸，大豆、豕肉、栗、藿皆咸。肾色黑，宜食辛，黄黍、鸡肉、桃、葱皆辛。辛散、酸收、甘缓、苦坚、咸耎。毒药①攻邪，五谷②为养，五果③为助，五畜④为益，五菜⑤为充⑥，气味合而服之，以补精益气。此五者，有辛、酸、甘、苦、咸，各有所利，或散、或收、或缓、或急、或坚、或耎，四时五藏，病随五味所宜也。

【注释】

①毒药：药物之统称。与今之毒药概念不同，药物性味各有所偏，这种药性所偏，古人称之谓毒性。

②五谷：王冰："谓粳米、小豆、麦、大豆、黄黍也。"

③五果：就是桃、李、杏、粟、枣。

④五畜：就是牛、羊、豕（猪）、鸡、犬。

⑤五菜：就是葵、藿、薤、葱、韭。又《广雅·释草》："豆角谓之荚，其叶谓之藿。"

⑥充：吴崐："充实于藏府也。"

【语译】

肝脏与青色相应，宜食甘味食物，如粳米、牛肉、枣、葵菜等。

心脏与红色相应，宜食酸味食物，如小豆、狗肉、李子、韭菜等。

肺脏与白色相应，宜食苦味食物，如小麦、羊肉、杏、野蒜等。

脾脏与黄色相应，宜食咸味食物，如大豆、猪肉、栗子、豆叶等。

肾脏与黑色相应，宜食辛味食物，如黄黍、鸡肉、桃、葱等。

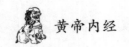

辛味食物具有发散作用，酸味食物具有收敛作用，甜味食物具有缓和作用，苦味食物具有坚燥作用，咸味食物具有软坚作用。

药物可以攻逐病邪，五谷可以滋养五脏之气，五果能辅助五谷充养人体，五畜能补养五脏，五菜能营养脏腑，将药物与谷果肉菜依气味而调配服用，可以补精益气。

上述五类，分别有辛、酸、甘、苦、咸五味，而五味又各有其作用，或发散，或收敛，或缓和，或坚燥，或软坚。治病时，要根据春夏秋冬四时和五脏之气的盛衰、病变特点等实际情况来恰当地选择药食，利用五味。

宣明五气篇第二十三

【题解】

本篇根据病因、病情、脉搏、药物、生味、饮食宜忌，阐明五脏功能的变化规律，及其在诊断治疗上的运用。

【原文】

五味所入：酸入肝，辛入肺，苦入心，咸入肾，甘入脾，是谓五入。

五气所病：心为噫①，肺为咳，肝为语②，脾为吞③，肾为欠为嚏④，胃为气逆为哕为恐，大肠小肠为泄，下焦溢为水，膀胱不利为癃，不约⑤为遗溺，胆为怒，是谓五病。

【注释】

①噫：即嗳气。《类经》十五卷第二十五注："噫，嗳气也。偏考本经，绝无嗳气一证，而惟言噫者，盖即此也。"

②语：在此指多言。高士宗注："病气在肝则为语。语，多言也。"

③脾为吞：王冰注："象土包容，物归于内，翕如皆受，故为吞也。"张志聪注："脾主为胃行其津液，脾气病而不能灌溉于四脏，则津液反溢于脾窍之口，故为吞咽之证。"《素问识》云："据志注：吞，即吞酸酢舌之谓。"王冰注，指其功用而言，此云五气为病，当以后说为是。

④肾为欠为嚏：《类经》十五卷第二十五注："阳未静而阴引之，故为欠。阳欲达而阴发之，故为嚏。阴盛于下，气化为水，所以皆属乎肾，故凡阳盛者无欠，下虚者无嚏，其由于肾也可知。"

⑤不约：不能约束或节制的意思。

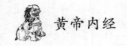

【语译】

饮食五味进入胃中以后，各自进入与其所合的脏腑：酸味入肝，辛味入肺，苦味入心，甘味入脾，咸味入肾。这就是五入。

人体的五脏之气失调，会引发各种疾病：心气失调会出现嗳气；肺气失调会咳嗽；肝气失调会多言语；脾气失调会泛吐酸水；肾气失调会打呵欠和喷嚏；胃气失调会上逆，甚则呃逆；大肠、小肠有病则不能分合清浊、传送糟粕，而出现泄泻症；下焦水液运行失常，会致使水液溢于皮肤，出现水肿；膀胱之气失调，或者使小便闭塞不通，出现癃闭，或者小便不能控制，出现遗尿；胆气失调则容易使人发怒。这就是五病。

【原文】

五精①所并②：精气并于心则喜，并于肺则悲，并于肝则忧③，并于脾则畏④，并于肾则恐，是谓五并。虚而相并者也。

【注释】

①五精：指五脏之精气而言。

②并：合或聚的意思。吴崐注："并，合而入之也。五脏精气，各藏其脏则不病，若合而并于一脏，则邪气实之，各显其志。"

268

③并于肝则忧：马
莳注："阴阳应象大论曰
怒，而兹曰忧者，以肺
气得以乘之也。"

④并于脾则畏：马
莳注："阴阳应象大论曰
思，而兹曰畏者，盖思
过则反畏也。"

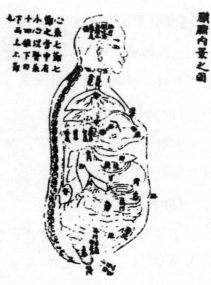

清代严振《循经考穴篇》中
的侧人脏腑内景之图

【语译】

如果五脏的精气合
并聚集，也会引发疾病：
精气并聚于心，会嬉笑
失常；精气并聚于肺，会情绪悲伤；精气并聚于肝，会忧
愤；精气并聚于脾，会担心思虑；精气并聚于肾，会恐惧
害怕。

这就是五并，是由五脏的乘虚相并造成的。

【原文】

五脏所恶①：心恶热，肺恶寒，肝恶风，脾恶湿，肾
恶燥，是谓五恶。

【注释】

①恶：憎厌的意思。

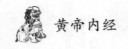

【语译】

五脏各有所憎厌：心厌恶热，肺厌恶寒，肝厌恶风，脾厌恶湿，肾厌恶燥。这就是五恶。

【原文】

五脏化液①：心为汗②，肺为涕，肝为泪，脾为涎，肾为唾③，是谓五液。

【注释】

①五脏化液：高士宗注："化液者，水谷入口，津液各走其道，五脏受水谷之精，淖注于窍，化而为液也。"

②心为汗：吴崐注："心主血，汗者血之余。"

③肾为唾：吴崐注："唾出于廉泉二窍，二窍挟舌本，少阴肾脉循喉咙，挟舌本，故唾为肾液。"

【语译】

五脏各能化生液体：心化生的液体是汗，肺化生的液体是涕，肝化生的液体是泪，脾化生的液体是涎，肾化生的液体是唾。这就是五液。

【原文】

五味所禁①：辛走气，气病无多食辛②；咸走血，血病无多食咸③；苦走骨，骨病无多食苦④；甘走肉，肉病无多食甘⑤；酸走筋，筋病无多食酸⑥。是谓五禁，无令多食。

【注释】

①五味所禁：指五味各自有所禁忌。因五味各有偏胜，故禁多食。

②辛走气，气病无多食辛：吴崐注："辛阳也，气亦阳也，同气相求，故辛走气，辛主发散，气弱者食之，则气益虚耗矣，故在所禁。

③咸走血，血病无多食咸：《灵枢》五味论曰："血与咸相得则凝。"盖咸入血分，血滞而不畅者，多食咸则更易使血凝涩而不流畅。

④苦走骨，骨病无多食苦：吴崐注："苦阴也，骨亦阴也，气同则入，故苦走骨。骨得苦则阴益甚，骨重而难举矣。"

⑤甘走肉，肉病无多食苦：甘味入脾而走肉，甘能滞中而壅气，若湿肿者，多食甘则尤易肿满。

⑥酸走筋，筋病无多食酸：酸入肝而走筋，酸主收缩，故筋病不宜多食酸。

【语译】

五脏之病对五味各有禁忌：辛味走气，气病病人不可多食辛；咸味走血，血病病人不可多食咸；苦味走骨，骨病病人不可多食苦；甜味走肉，肉病病人不可多食甜；酸味走筋，筋病病人不可多食酸。这就是五禁，不可使之

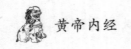
多食。

【原文】

五病所发：阴病发于骨①，阳病发于血②，阴病发于肉③，阳病发于冬④，阴病发于夏⑤，是谓五发。

【注释】

①阴病发于骨：骨属肾，肾为阴脏，故云阴病发于骨。

②阳病发于血：血属心，心为阳中之阳，故云阳病发于心。

③阴病发于肉：肉属脾，脾为阴中之至阴，故云阴病发于肉。

④阳病发于冬：冬属阴，冬日阴气盛，阴盛则阳病，故云阳病发于冬。

⑤阴病发于夏：夏属阳，夏日阳气盛，阳盛则阴病，故云阴病发于夏。

【语译】

五病的发生有一定的规律：阴病多发在骨，阳病多发在血，五味为病多发在气，阳病多发在冬季，阴病多发在夏季。这就是五发。

【原文】

五邪所乱：邪入于阳则狂①，邪入于阴则痹②，搏阳则为巅疾③，搏阴则为瘖④，阳入之阴则静，阴出之阳则怒⑤，是谓五乱。

【注释】

①邪入于阳则狂：吴崑注："邪，阳邪也。阳邪入于阳，是重阳也，故令狂。"

②邪入于阴则痹：《类经》十五卷第二十五注："邪入阴分，则为阴邪，阴盛则血脉凝涩不通，故病为痹。"

③搏阳而为巅疾：《太素》卷二十七邪传注："阳邪入于阳脉，聚为癫疾。"新校正云："按，《脉经》云：重阳者狂，重阴者癫。巢元方云：邪入于阴则为癫。《脉经》云：阴附阳则狂，阳附阴则癫。孙思邈云：邪入于阳则为狂，……邪入于阴，传则为癫痉。……全元起云：邪已入阴，复传于阳，邪气盛，腑脏受邪，使其气不朝，荣气不复周身，邪与正气相击，发动为癫疾。……诸家之论不同，今具载之。"又，王冰注："邪内搏于阳，则脉流薄疾，故为上巅之疾。"诸家说法不一，今并存之。

④搏阴则为瘖：《太素》卷二十七邪传注："阳邪入于阴脉，聚为瘖不能言。"《类经》十五卷第二十五注："邪搏于阴，则阴气受伤，故声为瘖哑。阴者，五脏之阴也。盖心主舌，而手少阴心脉，上走喉咙系舌本，手太阴

273

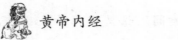

肺脉循喉咙，足太阴脾脉上行结于咽，连舌本，散舌下，足厥阴肝脉，循喉咙之后，上入颃颡，而筋脉络于舌本，足少阴肾脉循喉咙，系舌本，故皆主病阴也。"

⑤阳入之阴则静，阴出之阳则怒：张志聪注："阳分之邪而入之阴，则病者静，盖阴盛则静之。阴分之邪而出之阳，则病者多怒，盖阳盛则怒也。"

【语译】

五脏被病邪侵犯会引发不同的疾病：病邪侵入阳分，阳气偏盛，引发狂病；病邪侵入阴分，阴气独盛，引发痹病。病邪侵入阳分，与阳气相争，阳气受损，则发为癫疾；病邪侵入阴分，与阴气相争，阴气受损，会造成失音不能说话的音哑之疾。病邪从阳分入阴分，病人会变得安静；病邪从阴分外出于阳分，病人会变得易躁动发怒。这就是五乱。

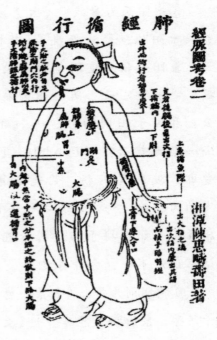

清代陈惠畴《经脉图考》经脉图中的肺经循行图

【原文】

五邪所见：春得秋

脉，夏得冬脉，长夏得春脉，秋得夏脉，冬得长夏脉。名曰阴出之阳，病善怒不治①。是谓五邪，皆同命，死不治。

【注释】

①名曰阴出之阳，病善怒不治：《类经》十五卷第二十五注："阴阳别论曰：所谓阴者，真脏也，所谓阳者，胃脘之阳也。凡此五邪，皆以真脏脉见而胃气绝，故曰阴出之阳，阴盛阳衰，土败木贼，故病当善怒，不可治也。"

【语译】

五脏克贼之邪所会表现出不同的脉象：春季见到秋季的毛脉，是金克木；夏季见到冬季的石脉，是水克火；长夏见到春季的弦脉，是木克土；秋季见到夏季的钩脉，是火克金；冬季见到长夏的濡脉，是土克水。这就是五邪，是五种不应见的脉象，如四时中哪一时中见了，病都无法医治。

【原文】

五脏所藏：心藏神，肺藏魄，肝藏魂，脾藏意，肾藏志，是谓五脏所藏。五脏所注：心主脉，肺主皮，肝主筋，脾主肉，肾主骨，是谓五主。五劳所伤：久视伤血，

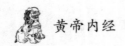

久卧伤气，久坐伤肉，久立伤骨，久行伤筋，是谓五劳所伤。五脉应象：肝脉弦，心脉钩，脾脉代①，肺脉毛，肾脉石，是谓五脏之脉。

【注释】

①脾脉代：代，更代的意思，并非"动而中止，不能自还"的代脉。《类经》十五卷二十五注："代，更代也。脾脉和耎，分王四季，如春当和耎而兼弦，夏当和耎而兼钩，秋当和耎而兼毛，冬当和耎而兼石，随时相代，故曰代，此非中止之谓。"

【语译】

五脏各有所藏：心脏蕴藏神；肺脏蕴藏魄；肝脏蕴藏魂；脾脏蕴藏志，肾脏蕴藏精。这就是五脏所藏。

五脏各有其所主管的对象：心主管血脉，肺主管皮毛，肝主管筋，脾主管肉，肾主管骨。这就是五主。

五种过度的疲劳会相应地损伤五脏的精气：长时间用眼，会劳于精气而损伤血；长久躺卧，则阳气不伸而损伤气；长久坐着，会使血脉运行迟缓，损伤肉；长久站立会劳于肾和腰、膝、胫等，损伤骨；长久行走会劳于筋脉，损伤筋。这就是五劳所伤。

五脏与四时相应的脉象：肝脉应合春季，脉象端直而长，为弦；心脉应合夏季，脉象来盛去衰，为钩；脾脉应合长夏，脉象虚弱，为代；肺脉应合秋季，脉象轻虚而浮，为毛；肾脉应合冬季，脉象坚沉，为石。这就是五脏之脉。

血气形志篇第二十四

【题解】

本篇有两个重点：一是说明六经气血多少，以为针刺补泻的依据；一是阐述形志苦乐所得的病证，从而施用不同的疗法。

【原文】

夫人之常数①，太阳常多血少气，少阳常少血多气，阳明常多气多血，少阴常少血多气，厥阴常多血少气，太阴常多气少血。此天之常数。

【注释】

①常数：气血多少的正常数。

【语译】

人体各经脉的气血数量，是有一定常数的。如太阳经常多血少气，少阳经常少血多气，阳明经常多气多血，少阴经常少血多气，厥阴经常多血少气，太阴经常多气少血，这是先天具有的气血的正常数量。

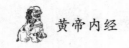

【原文】

足太阳与少阴为表里^①，少阳与厥阴为表里，阳明与太阴为表里，是为足阴阳也。手太阳与少阴为表里，少阳与心主^②为表里，阳明与太阴为表里，是为手之阴阳也。今知手足阴阳所苦^③。凡治病必先去其血，乃去其所苦，伺^④之所欲，然后写^⑤有馀，补^⑤不足。

【注释】

①表里：指经脉之间相互关系，阳为表，阴为里。

②心注：即心包络，为手厥阴经。

③苦：病苦，即疾病。

④伺：诊察的意思。

⑤写、补：指两种不同的针刺手法。

【语译】

足太阳膀胱经与足少阴肾经互为表里，足少阳胆经和足厥阴肝经互为表里，足阳明胃经和足太阴脾经互为表里，这是足三阳经和足三阴经之间的表里配合关系。

手太阳小肠经和手太阴心经互为表里，手少阳三焦经和手厥阴心包经互为表里，手阳明大肠经和手太阴肺经互为表里，这是手三阳经和手三阴经之间的表里配合关系。

掌握了手足阴阳经脉的表里关系后，就能知道疾病发生在哪一经，并确定相应的治疗方法。如血脉壅盛的，必须先针刺放血，以减轻病人的痛苦，然后观察病人的意愿，摸清病情虚实，泻其有余，补其不足。

【原文】

欲知背俞，先度①其两乳间，中折之，更以他草度去半已，即以两隅②相柱③也，乃举以度其背，令其一隅居上，齐脊大椎，两偶在下，当其下隅者，肺之俞也。复下一度④，心之俞也。复下一度，左角肝之俞也。右角脾之俞也。复下一度，肾之俞也。是谓五藏之俞，灸刺之度也。

【注释】

①度：是尺量的意思。

②隅：两边相交处称"隅"，即今人所谓"角"。例如三角形有三隅，故"一隅居上"，"两隅在下"。

③柱（zhù 驻）：支撑的意思。

④一度：三角形的上角至底的垂直线长度作为一度。

【语译】

要想确定背部五脏俞穴的位置，可先用一根草测量两乳间的距离，然后把草从正中对折，再拿一根与对折前的草长度相同的草，折掉一半，与第一根草的两端相接，组

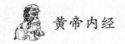

成一个等边三角形。用它来测量病人的背部，使三角形的一角朝上，与脊背部的大椎穴相平齐，另外两个角在下，其下左右两角所指的位置，就是肺俞穴。将上角下移至两肺俞穴连线的中心处，则其下左右两角所指就是心俞穴。再将上角下移至两心俞穴连线的中心处，则其下左角所指是肝俞穴，右角所指是脾俞穴。再如上法继续下移，左右两角所指就是肾俞穴。这就是五脏俞穴的部位，也是针灸取穴的方法。

【原文】

形乐志苦①，病生于脉，治之以灸刺；形乐志乐，病生于肉，治之以针石；形苦志乐，病生于筋，治之以熨引②；形苦志苦，病生于咽嗌，治之以百药③；形数惊恐，经络不通，病生于不仁，治之以按摩醪药。是谓五形志也。

【注释】

①形乐志苦：形，指形体。乐，在形体方面，是指逸居饱暖，不参加劳役；在精神方面，是指心情愉快，无忧愁思虑。志，指情志、精神。苦，在形体方面，是指身体劳苦；在精神方面，是指思虑忧郁苦闷。

②熨引：熨，是古时用以治病的温罨法，有药熨、汤熨、酒熨、铁熨、葱熨、土熨等。引，是指导引法。

280

③百药：多种药物的意思。新校正："百药作甘药。"

【语译】

形体舒适，但精神苦闷的人，疾病常发生在经脉，治疗时应用灸刺；形体舒适，精神也愉悦的人，疾病常发生在肌肉，治疗时应用针刺或砭石。形体疲劳，但精神愉悦的人，疾病常发生在筋，治疗时应用热熨导引之法。形体疲劳，精神也苦闷的人，疾病常发生在咽喉部，治疗时应用药物。多次受到惊吓的人，经络因气血紊乱而运行不畅，常常会出现肌肉皮肤麻木不仁的疾病，治疗时应用按摩法和药酒。这就是五种因不同形体和精神而产生疾病的情况。

【原文】

刺阳明，出血气；刺太阳，出血恶①气；刺少阳，出气恶血；刺太阴，出气恶血②；刺少阴，出气恶血；刺厥阴，出血恶气也。

【注释】

①恶：此处含有不宜或不应当的意思。

②刺太阴，出气恶血：《黄帝内经太素》作"刺太阴，出血气"，并注云："阳明太阴虽为表里，其气血俱盛，故并写血气也。"

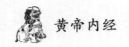

【语译】

刺阳明经，可以出血出气；刺太阳经，可以出血，而不宜出气；刺少阳经，只宜出气，不宜出血；刺太阳经，只宜出气，不宜出血；刺少阴经，只宜出气，不宜出血；刺厥阴经，只宜出血，不宜出气。